JN335098

保育者養成シリーズ

子どもの食と栄養

林 邦雄・谷田貝公昭[監修]
林 俊郎[編著]

一藝社

監修者のことば

　周知のとおり、幼児期の保育の場はわが国では幼稚園と保育所に二分されている。幼稚園は文部科学省の管轄の下にある教育の場であるのに対し、保育所は教育を主体とする場ではなく、福祉の側面を備えた厚生労働省の下に位置づけられている。しかしながら、保育所は遊びを通じて情操を育むなど、教育的な側面をも包含していることは言うまでもない。

　このような事情から、従前より、幼稚園と保育所のいわゆる「幼・保一元化」が求められてきた。この動きは、社会環境の変貌とともにしだいに活発となり、保育に欠ける幼児も欠けない幼児も共に入園できる「認定こども園」制度として実現した。すなわち、平成18年に成立した「就学前の子どもに関する教育・保育等の総合的な提供の推進に関する法律」(「認定こども園設置法」)がそれである。

　今後、「総合こども園」(仮称)などの構想もあるが、こうした中で保育者は保育士資格と幼稚園免許の2つを取得するという選択肢が広がる可能性が高まっている。その理由は、総合こども園は、幼稚園機能、保育所機能、子育て支援機能(相談などが提供できる)を併せ持った施設で、既存の幼稚園と保育所を基本としているからである。

　監修者は長年、保育者養成に関わってきたものであるが、「保育学」「教育学」は、ある意味において「保育者論」「教師論」であると言えるであろう。それは、保育・教育を論ずるとき、どうしても保育・教育を行う人、すなわち保育者・教師を論じないわけにはいかないからである。よって、「保育も教育も人なり」の観を深くかつ強くしている。換言す

れば、幼児保育の成否は、保育者の優れた資質能力に負うところが大きいということである。特に、幼児に接する保育者は幼児の心の分かる存在でなければならない。

　この保育者養成シリーズは、幼児の心の分かる人材（保育者）の育成を強く願って企画されたものである。コミュニケーションのままならぬ幼児に接する保育者は、彼らの心の深層を読み取れる鋭敏さが必要である。本シリーズが、そのことの実現に向かって少しでも貢献できれば幸いである。多くの保育者養成校でテキストとして、保育現場の諸氏にとっては研修と教養の一助として使用されることを願っている。

　本シリーズの執筆者は多方面にわたっているが、それぞれ研究専門領域の立場から最新の研究資料を駆使して執筆している。複数の共同執筆によるため論旨や文体の調整に不都合があることは否めない。多くの方々からのご批判ご叱正を期待している。

　最後に、監修者の意図を快くくんで、本シリーズ刊行に全面的に協力していただいた一藝社・菊池公男社長に深く感謝する次第である。

　平成24年7月吉日

　　　　　　　　　　　　　　　　　　　　監修者　林　　邦雄
　　　　　　　　　　　　　　　　　　　　　　　　谷田貝公昭

まえがき

　人間は類人猿の一種であり、DNAの99％はゴリラやチンパンジーと一致するが、私たちの祖先は他の類人猿には見られない高度な文明社会を築いてきた。それを可能にさせたものは、200万年前から人類に突如始まった脳容積の拡大に伴う一連の連鎖的進化である。人類の進化については謎の部分が多く残されているが、最近になって火の使用が深く関わっていることが欧米の学者からも指摘されるようになってきた。すなわち、人類だけが行う調理が消化器をコンパクトにさせ機能的な体型にしたほか、食物由来のブドウ糖を大量に脳に供給させて脳の進化が促されたという考え方である。人類は、火を囲んで供食し、家族を作り、コミュニケーションを深めて共同社会を築いてきた。

　大きな脳を持って生まれる現代人の新生児は、その後の成長期間に脳をさらに3.6倍も増大させる。人間の子どもはこの成長期間に、人間として生きていくための基盤となるさまざまな能力を獲得するのである。子どもの肉体的・精神的発達において食が重要な役割を担っている。

　近年、グローバル化や女性の社会進出に伴って食の外部化が進み、子どもをめぐる食環境も大きく変わろうとしている。このような社会構造の変容を背景として、2005年に「食育基本法」が施行された。2006年には食育推進計画が策定されて、全国レベルでの周知を経て2011年から15年までの実践目標として「家庭の供食を通じた子どもの食育推進」を重点課題に掲げて取り組んでいる。これと関連して、2011年に保育士養成課程において、これまでの『小児栄養演習』が、『子どもの食と栄養』（演習）に改定された。本書はこのような子どもをめぐる食環境の変化に鑑

み、全国の保育士養成の大学で活躍されている新進気鋭の先生方によって分担執筆されたものである。

本書の特徴は、身体の発育に重点を置いた従来の栄養教育に加えて、食育基本法にのっとった人格形成につながる心の栄養教育の一環として、食文化や食作法など古くから日本民族が培ってきた伝統文化も取り入れて、専門外の人も興味を持って学ぶことができる内容になっている。また、近未来のグローバルな食料問題にも目を向け、日本の生態環境に適合した食生活を考えるなど、各章に適宜「演習課題」を設けて理解を深めるように工夫している。

本書を執筆するに当たり、数多くの図書や資料等を参照させていただいた。関係各位に感謝する。また、本書の刊行に当たりお世話になった菊池公男氏をはじめ、一藝社の皆さんに感謝する。

平成25年3月

編著者　林　俊郎

子どもの食と栄養 ● もくじ

監修者のことば …… 2
まえがき …… 4

第1章 子どもの健康と食 …… 9
第1節　食物の生物学的重要性
第2節　栄養と栄養素
第3節　健康と食
第4節　人間の子どもの特性

第2章 食品成分の消化・吸収・代謝に関する基礎知識 …… 23
第1節　消化・吸収のメカニズムと栄養素摂取
第2節　食品成分
第3節　食品の種類と栄養的特徴

第3章 食物成分 …… 37
第1節　水　分
第2節　三大栄養素
第3節　無機質・ビタミン

第4章 献立・調理の基礎知識 …… 51
第1節　献立の意義
第2節　バランスのとれた食事と献立の基本
第3節　調理の意義と基本

第5章 調理演習 …… 63
第1節　子どもと調理
第2節　基本の食事
第3節　みんなで楽しむおもてなし料理
第4節　おやつ（間食）

第6章 成長と発達……77

第1節 成長と発達・発育
第2節 身長・体重・主な臓器の発達
第3節 脳の発達
第4節 発達に影響する因子

第7章 出生前期の成長・発達……91

第1節 胎児の発育
第2節 母性の栄養
第3節 分　娩

第8章 乳幼児期の成長・発達……103

第1節 新生児・乳児期の栄養
第2節 授乳期の栄養
第3節 幼児期の栄養

第9章 学童期・思春期の成長と発達……117

第1節 学童期の栄養（5歳〜11歳）
第2節 思春期の栄養（8·9歳〜17·18歳）
第3節 生活上の問題

第10章 食生活の形成と定着……131

第1節 世界の食文化
第2節 わが国の食生活
第3節 食生活の形成と味覚の発達
第4節 生体リズム

第11章 食べ方の基本……*145*

第1節　食べ方と人格形成
第2節　世界の三大食法
第3節　日本の箸文化
第4節　箸食マナーの実践

第12章 心を育む行事食……*159*

第1節　食生活の変容
第2節　年中行事食と通過儀礼食
第3節　縁起食・郷土食と旬の食材

第13章 保育所・幼稚園の給食……*173*

第1節　学校給食の歴史と現状
第2節　保育所の給食の歴史と現状
第3節　衛生管理

第14章 食　育……*187*

第1節　食育基本法の制定と意義
第2節　発達段階に応じた食育
第3節　地域・家庭との連携
第4節　栄養教諭制度
第5節　食育の計画と評価

第15章 食の安全・安心と配慮を要する子どもへの対応……*199*

第1節　食の安全・安心
第2節　食物アレルギーがある子どもへの対応
第3節　病気や体調不良の子どもへの対応
第4節　障害のある子どもへの対応

監修者・編著者紹介……*213*
執筆者紹介……*214*

第1章

子どもの健康と食

林　俊郎

第1節 食物の生物学的重要性

1．人間の体と機械

　私たちは食物を炭酸ガスと水に混ぜ酸化（燃焼）する過程で生じるエネルギーで生命活動を営んでいる。機械もまた燃焼エネルギーで動いている点では体と共通している。しかし、両者には明らかな違いがある。すなわち、機械は消耗するだけであるが、体は自ら成長・発達、組織を再成、傷を修復させ、さらに子孫を残す。身体活動がエネルギー源だけで賄われるのであれば、ガソリンのように単品の燃焼エネルギーだけで済む。ところが、身体の生命活動を営むためには45種以上の栄養素の供給が必要であり、食物の生物学的重要性がここにある。

2．常に崩壊する身体組織

　身体組織は常に崩壊と再生を繰り返しており、これを新陳代謝という。例えば、血液中の免疫たんぱく質は10日間ほどで、肝臓は20日間、筋肉たんぱく質は30日で半減する。これを組織たんぱく質の半減期と呼ぶ。

　身体組織の崩壊は常に再生に先行して起こっている。身体組織を再生する材料である栄養素を供給するのが食物である。栄養不足が10日間も続けば、免疫たんぱくが減少して感染症にかかりやすくなる。人は飢えに遭遇すると自制心を失い、しばしば暴力的・破壊的行動をとるようになる。飢えがさらに進むと精液の分泌や月経は停止し、食べることだけを考えるようになる。仏教の始祖である釈迦は「人類の歴史をつくり上げた根源は飢えと性愛である」という格言を残している。これは、戦争や革命など歴史の転換点には必ず食糧問題があったことを示唆したものであり、このことは現代も共通する。

3．子どもと大人

　子どもとは成長・発達途上にある世代であり、大人とは成長点に達した以後の世代と捉えることができる。食と栄養を考えるうえで、両者の基本的な違いを理解しておかなければならない。

　成長期を過ぎた大人の場合、新陳代謝によるホメオスタシス（恒常性）の保持、すなわち身体組織の維持が健康の要点となる。体調不良はホメオスタシスが崩れた状態と捉えることができる。

　ところが子どもは、ホメオスタシスの保持の他に、成長・発達という要素が加わる。しかも年代によって成長・発達速度が異なるうえに、組織によってそれぞれ臨界期があるところに難しさがある。臨界期とは成長・発達の期間を意味する。健全に成長・発達するためには、それぞれの臨界期に必要な要件を満足させる必要がある。この場合の要件とは栄養素だけでなく、心の安定や規則的な生活習慣などである。例えば、思考は言語を介して行われるが、言語機能の発達には乳幼児期からの親などによる語りかけが特に大切であり、10歳を過ぎるとほとんど効果がない。臨界期を過ぎると、もはや後戻りすることはできないのである。

第2節　栄養と栄養素

1．栄養とは

　栄養の本字は営養である。営養の文字どおりの意味は「体を養う、体の営み」である。すなわち、栄養とは本来、体の営み、生理作用を意味する用語である。昭和初期から栄養という文字が一般化したことにより栄養と栄養素が同義語として用いられるようになってきた。しかし、食物に含まれているものは栄養ではなく、正しくは栄養素である。栄養素

を含んだ食物を食べ、運動と休養・睡眠、さらに愛情を受けて成長・発達し、再生や傷の修復などの生命活動を営んでいるのであり、このような身体組織全体の生理的な営みが栄養である。ちなみに本テキストの書名『子どもの食と栄養』にある栄養とは、単に栄養素だけを意味しているのではないことが分かるであろう。

２．栄養に影響を及ぼす栄養素以外の要因

（１）運動

　十分な栄養素を摂取しても、身体組織を使わなければそれが再生されない（これを「用不用説」という）ことは、無重力の宇宙空間に長期滞在した宇宙飛行士や運動の困難な病人の骨や筋肉がやせ衰える例からも明らかである。骨や筋肉組織の再生のために、運動は栄養素と並んで重要な要件となる。

（２）自然環境

　太陽の下でよく遊ぶ子どもは、丈夫な骨や歯を持っている。骨や歯を形成するカルシウムの吸収を促すビタミンＤを合成するためには、紫外線を皮膚に受ける必要があるからである。気温も栄養に深く関わる。蓄積脂肪の意義は貯蔵エネルギーとしての役割だけでなく、外部からの物理的な衝撃や寒冷化に対して身体を保護する大切な機能があるため、高緯度地域に住む人ほど総じて蓄積脂肪が多い。また寒冷地では、体温を保つためにエネルギー消費量が増大する。

（３）食事形態

　エネルギー摂取量の多少に関係なく、食事回数が少ない人ほど皮下脂肪・蓄積脂肪が多くなる傾向が見られる。空腹時間が長くなるほど体は危機を感じ取り、食後にインシュリンなどの同化ホルモンを大量に分泌してエネルギー貯蔵（脂肪蓄積）を促す。特に、身体組織を合成する同

化作用は就寝直後が最も活発であり、寝る前のドカ食いは脂肪蓄積を高進させる。

　食べる速さも、栄養状態に影響を及ぼす。高度に精製された食材で調理した食物は軟らかく、かむ回数が減って速く食べるために満腹感が得られず、どうしても食べ過ぎることになる。一方、玄米など食物繊維の多い食物は、かむ回数も多くなるため、歯や顎の発達やそしゃくと連動して排便も促される。学校に来てから大便をする生徒が増えてきたと言われて久しい。この背景には、時間的余裕のない朝食や朝食抜きが少なからず関係しているものと思われる。

　食材の形状が消化時間に影響を及ぼす。小麦粉などの粉食は、粒食に比べて消化吸収が早く血糖値を急激に高めるだけでなく、空腹時間も長くなる。そのため、比較的時間をかけて消化される御飯などの粒食を基本においた食事が、飽食の時代にはより適切と思われる。

第3節　健康と食

1．健康とは

　WHOは健康を「単に疾病や障害がないというだけでなく、身体的、精神的、また社会的に完全に良好な状態」とうたっている。しかし、障害者の技（わざ）の祭典であるパラリンピックに出場する選手を不健康と考える人はいない。ここで誤解がないようにしておかなければならないことは、身体的・精神的に良好な状態とは、ハンディを負った人を不健康としているのではなく、ハンディのいかんにかかわらず自己を十分に発揮できる状態と捉えることができる。また、社会的に良好な状態とは、個人の尊厳が社会的に守られているだけでなく、社会の一構成員としての責務を果たしている状態をいう。

健康を維持するための3本の柱として「適切な食事」「適度な運動」「休養（睡眠）」が挙げられるが、これは健康を身体的側面より捉えたものである。実際には、適正量の栄養素を摂取し、適度な運動と睡眠をとっても、それだけでは健康な子どもには育たない。ここでは精神的・社会的側面から、食が持つ意義を考えることにする。

2．胃腸は心を写す鏡

　「胃腸は心を写す鏡」とも言われるように、消化器は、怒りや恐怖・不安などの情動（エモーション）によるストレスの影響を強く受ける。

　例えば、情動的ストレスにより生じるストレス性胃潰瘍がある。これは、胃や十二指腸が自分自身の消化液で消化（自己消化）されて起こるもので、消化器に穴が開き、重症化すると命にもかかわる。胃壁は消化液で消化されないように、絶えず分泌される胃粘液で守られている。ところが怒りや激しい痛みに遭遇すると、塩酸・ペプシンの分泌が高進して自己消化が起こる。

　一方、恐怖や不安状態に陥ると、胃粘液を分泌する血流が止まり、無防備になった胃壁が自己消化されて潰瘍が進むことになる。便秘と下痢を交互に繰り返す過敏性大腸炎も、情動的ストレスにより生じる。ノイローゼには必ず内臓の障害が伴うのは、このような理由からである。

3．食と人間形成

　食卓は、愛情表現の場として最上位にある。どのような食事を、誰といつ、どのような雰囲気で食べるかが、食事内容の質と同じくらいに重要な要素となる。誕生日や入学式などの通過儀礼の祝いの膳は、生きるうえでの励ましや勇気づけとなる。

　「食べ方を見れば、その人の生い立ちや人となりが分かる」と言われる。これは、食卓の場を通して人間形成が行われることを示唆したものである。味覚の形成や食習慣は、主に幼児期から学童期に形成される。いっ

たん定着すると、容易には変わらない。子どもの頃の食体験、おふくろの味は生涯にわたって続く。「衣は一代、住は二代、食は三代」といわれるのはこのためである。

味覚の形成、食作法、食物の大切さや感謝する心など、食卓や台所での手伝いを通して行われる学習は、全人形成につながるものである。

第4節 人間の子どもの特性

1．脳の進化がもたらした子どもの試練

人類は、アフリカでおよそ500万年前にチンパンジーとの共通祖先から分かれて出現した類人猿の一種である。遺伝的にも、DNAの99％はチンパンジーと一致する。しかし人類は、200万年前頃からしだいに脳容積を拡大させて、高度な文明を持つようになった。人類の脳が、200万年前の450gから1400gと3倍にも拡大（大脳化）したために、人間の子どもの成長・発達は、他の類人猿とは明らかに異なった特徴が見られる。大脳化は高度な知能という正の側面だけでなく、他の動物にはない生理的早産や長い陣痛、遅い成長速度などの試練を人類にもたらした。

2．長い陣痛時間と生理的体重減少

(1) 長い陣痛時間

草を食んでいたはずのジャコウ牛が突然子を産み、胎盤を処理して、20分後には乳を与えていたという記録があるように、動物の分娩時間は驚くほど短い。ところが、人間の分娩は異常に長い。分娩は1期から3期まであるが、第1期の陣痛だけで約10時間、長い人では20時間以上もかかる。出生は胎児にとって、循環器系が胎盤経由から肺呼吸へと劇的に変わる時である。長い陣痛時間は子宮口を最大限まで開かせるととも

に、胎児の体調を出産に備えさせるための準備期間である。陣痛が、成熟した胎児からの生理的な合図によって始まることなどを考えると、ホルモン剤により急激な陣痛を誘発する計画分娩は、医学上必要のない限り控えるべきである。

(2) 生理的体重減少

　長い陣痛に耐えて誕生した人の乳児には、さらなる試練が待ち受けている。それは誕生後の１週間に起こる生理的体重減少で、この間に平均で10％も体重が低下する。動物では、妊娠時には発情ホルモンであるエストロゲン活性が低く、分娩前に乳汁分泌が見られる。人間ではこの点が大きく異なり、妊娠時も高いエストロゲン活性が維持され、分娩直後も乳汁は容易に分泌されない。乳汁は、乳児の哺乳行為による乳首への刺激によって、乳汁の合成を促すプロラクチンと乳汁の分泌を促すオキシトシン（射乳ホルモン）の分泌によって初めて始まる。分娩後の５日間に分泌される乳を初乳と呼ぶが、その量は少なく、体重が上昇に転じるのは１週間後である。

　乳児は「お弁当と水筒持参で生まれる」とも言われており、誕生直後に起こる厳しい飢餓に耐える機構が備わっている。この場合のお弁当とは蓄積脂肪であり、水筒とは分娩時に飲んだ羊水のことである。

　誕生後１週間の母子共同による懸命な授乳・哺乳作業は、母親にはわが子を思う母性を高め、乳児には我慢することや努力すればやがて報われることなど、その後どのようにしても得ることのできない生きる力を体得することになる。人間が持つ勤勉さやしたたかなハングリー精神と、誕生直後の飢餓体験は、無縁ではないであろう。

３．生理的早産と遅い成長速度

(1) 生理的早産

　人間の子どもは「少なくともあと10カ月は母胎の中で育たなければな

らなかった」と言われる。それが10カ月も早く母胎から出されることになった要因は大脳化にある。大きな脳に母親の子宮口が耐えられなくなったからである。そのため、人間の乳児は極めて未成熟な状態で生まれる。骨も骨化しておらず、内臓も未成熟で人の庇護がなければ何一つ自分ではできないのである。生まれるとすぐに自力で起き上がり懸命に乳を飲み、間もなくその場を立ち去る野生の哺乳動物とは大きく異なる。

　出生後の成長速度も、他の動物とは大きな違いがある。ブタは誕生後わずか半年で体重は100kgを超えて肉用として出荷される。肥育牛も、1年半ほどで700kgを超え出荷される。それに対して、人間の子どもは1年でなんとか立ち上がることができる程度である。スイスの動物学者A・ポルトマンは「人間の尊厳は誕生後の1年間に獲得される」と述べている。これは誕生後の1年間は身体組織が最も脆弱な状態にあり、外的影響を強く受ける時期であることを示唆したものである。

　他の動物に比べて10カ月も早い生理的早産で生まれる人間の子どもには、幾つものハンディが伴う。生理的体重減少もその一つだが、胃腸や腎臓などの内臓が未成熟なうえにその後の成長発達が極めて緩慢なために、外的因子に対して長く無防備な状態にさらされる。この無防備な乳児の体を守っているのが、次に述べる乳汁である。

(2) 特殊な乳汁

　例えば、人間の特殊な乳汁も、緩慢な成長を支える要因の一つになっている。乳汁に含まれるたんぱく質と無機質の濃度は乳児の成長速度に深く関わり、これらの濃度が高い動物ほど速く成長する。ところが人間の乳汁は、知られているあらゆる動物の中でこれらの成分が最も希薄である。乳汁は哺乳動物の子どもの成長・発達にとって欠かすことのできない最適なものであり、それぞれの生態環境に適合して進化させてきた生物的最重要物質である。

　乳汁中には生きた細胞（各種白血球）が無数に存在し、それ自身が各種

免疫物質を産生し、また直接病原体などの生体異物を破壊消滅させて、乳児を外敵から防御する機能を果たす。白血球による免疫を固体（細胞）免疫、抗体や抗菌因子（ラクトフェリン、リゾチーム）による免疫を液体免疫と呼ぶ。乳汁は生きた生体防御物質である点で、人工乳とは根本的に異なることを理解しておかなければならない。

(3) 未成熟な乳児の胃

　人間の乳児の胃が、長い間無防備な状態にあることが分かったのは、1950年代に入ってからである。米国で4カ月齢未満の人工乳哺育児に細菌性の食中毒によるメトヘモグロビン血症（酸欠症）が集団発生した。この中毒は、乳児の胃の中で細菌が繁殖したことにより起こるもので、人工乳哺育児に限って世界的に発生し、犠牲者も出ていることが分かった。

　胃の大切な役割は、消化よりも食物の貯蔵庫としての機能であり、貯蔵食物を腐敗から守るために、塩酸やペプシンを胃壁から分泌しているのである。誕生間もない乳児の胃に、このように強力な消化液が分泌されれば、たちどころに乳汁中の生細胞は死滅し、免疫物質は破壊される。

　ところが、実際にはそのようなことにはならず、誕生後しばらくは消化液は分泌されない。この間、消化液に代わって母乳中の白血球や免疫物質が、乳児の胃や腸を細菌類から守っているのである。

　多くの動物は、誕生後20時間もすれば消化液が分泌されるようになり、胃内は強い酸性状態（ph1.5〜2.0）となる。しかし成長の遅い人間の乳児では、メトヘモグロビン血症が少なくとも3カ月齢の乳児に発生していることから、消化液が十分に分泌されて胃内が強い酸性状態になるのに3〜4カ月を要すると見なければならない。人工乳哺育児に下痢や敗血症など感染症のリスクが高いのは、以上のような理由による。

　この事実が分かるや、米国ではそれまで10％台まで低下していた母乳哺育が、一気に60％台まで回復し、WHOはメトヘモグロビンの原因物質である硝酸・亜硝酸窒素の飲料水水質基準の見直しを行った。

（4）特殊な腸の機能

　腸の機能は消化吸収である。消化吸収の意義は、生体異物の侵入を阻止し、他の遺伝的痕跡を完全に消した物質のみを体内に取り込むことにある。その点で、腸は検問所の守衛とみなすことができる（外敵の侵入を防ぐ）。動物生理学では、完全に消化したものだけを吸収する腸のしくみを腸管閉鎖という。

　ところが、生涯を通じて一時期だけ腸管閉鎖が解除され、未消化な高分子化合物が腸壁を通過するときがある。それは誕生直後である。この間を利用して哺乳動物の子どもは、初乳に含まれる高分子の免疫物質を腸管壁を通して体内に取り込んでいるのである。

　誕生時には存在しなかった免疫グロブリンが、初乳を飲ませると急速に血液中に出現してくることが多くの動物で確認されている。胎盤の厚い動物にとって、初乳は絶対的に必要なものであり、初乳を十分に飲まなければその後生きていけないのである。そして20時間もすると腸管閉鎖が完成して、完全に消化されたものだけが吸収されるようになる。しかも、腸管閉鎖の完成には、乳汁に存在する腸管粘膜細胞増殖因子が促進的に働く。ところが、成長の遅い人間では腸管閉鎖が解除された状態が長く続き、生体異物が侵入するリスクが高くなっている。早すぎる離乳や人工乳哺育児に食物アレルギーのリスクが高いのは、このような理由からである。ポルトマンの名言にある「誕生後の1年」とは、この期間が体質形成において極めて大切な時であることを示唆したものである。

4．脳と体の成長

　身体組織の成長発達や機能は、すべて脳によってコントロールされている。そのため、脳の成長は他の組織に先だって始まる。脳がほぼ完成に近い状態で生まれる多くの哺乳動物では、その後の体の成長も速い。

　人間の妊娠期間は、他の類人猿とほぼ同じである。脳が母胎で大きくなる速さも大きな違いはないが、人間は脳が3倍にも拡大したために、

その分だけ脳の成長に時間がかかることになった。人間の脳は、出生時360～400gであるが、6カ月で2倍、7～8歳では成人の90％に達し、その後20歳頃まで緩やかな成長が続き、1200～1400ｇと出生時の3.6倍にもなる。脳細胞（神経細胞）の数は出生時にはすべてそろっているが、それだけでは満足に機能しない。1個の脳細胞から数千から数十万もの樹状突起が伸びて他の脳細胞とシナプス（接合）が形成され、複雑な網状構造に成長する。また脳細胞の働きを助けるグリア細胞がその数を増やして脳細胞の周りを囲むようになる。出生後の脳容積の拡大は、このようにシナプスやグリア細胞の形成によってもたらされるものであり、脳の発達に伴って他の身体組織の成長発達が起こることになる。

　以上のように、人類に遅い成長をもたらしたものは、200万年前から始まった大脳化によることがわかる。しかも、脳の成長時期は部位によって異なる。特に脳神経の複雑化は3～4歳までが最も速く、この時期に感覚や言語機能が著しく発達することから、成長発達段階に応じた環境を与えることが大切である。脳の遅い成長が人間の子どもに長期間の学習機会を与え、人類に飛躍をもたらしてきたのである。

　思春期は、進化の過程で新しく人類が獲得したものである。思春期には総じて、たばこなどの誘惑に弱く、過激な行動に走ったり感情を爆発させ、生活リズムを乱す傾向が強くなる。また、うつ病や統合失調症が増えてくるのもこの時期である。このように、思春期が極めて危ういのは、欲望や情動主体の小人型から、これらをを抑制し論理的推考を司る大人型の脳へと前頭葉のシナプス回路を大改造している最中であるためである。前頭葉の発達は教育環境の影響を強く受け、この時期にタイムリーな教育的支援がないと、欲望本意の情動から大人としての社会的行動への切り替えが困難になる。昔のような一定の規範に基づいて生活すればよい時代には、前頭葉の改造は比較的容易であった。それに比べて、価値観が多様な今日のネット社会で暮らす思春期の子どもたちの前頭葉の改造は、大いに混乱しているのである。思春期をいかに乗り切るかが、

人生の大きな分岐点になる。

5．食事時間と生体リズムの同調

　1960年頃から不登校の問題が社会的なテーマになってきた。不登校の背景には、精神的側面と並んで、生体リズムの乱れからくる肉体的側面が少なくない［大川ほか、1999］。睡眠リズムの変調から昼夜が逆転し、無理に朝起きても脳の活動が睡眠状態にあり、学校では集中力や理解力がないと評価され、さらに理解されないことからくる精神的悩みを二次的に発症するケースも少なくない。情緒不安定や異常行動を指摘された子どもの約半数が、精神科で処方された精神安定剤によって生体リズムが乱れたことによるという臨床医の指摘もある［川端、1998］。それでは、生体リズムとは何か。

　人類は500万年間、太陽が昇ってから没するまでの日中働き、夜は眠る生活リズムを営んできた。ところが、電気が登場してからここ100年ほどの間に、夜間も活動するようになってきた。生体リズム障害は、主に夜間に活動する生活から生じてきた病である。地球上の生物は24時間の周期で活動を繰り返して暮らしており、この活動リズムはホルモン分泌など身体各部位の活動と連動している。例えば、私たちの体温や血圧は早朝から上昇を始め、夜間には下降する。これが生体リズムである。ところが、人を太陽や時計などによる時刻が分からない状況下に置くと、生体リズムは平均25時間周期で時を刻む。睡眠時間や起きる時間が1時間ずつ遅くなるのである。これを生物時計と呼び、この時計は脳の視床下部にある。毎日1時間ずつずれるので、12日間もすれば完全に昼と夜が逆転することになる。実際にはそのようなことにならないように、太陽の活動や時計などによって生物時計の針をリセットしているのであり、これを同調と呼ぶ。早朝に明るい太陽光を受けると、生体時計は先に進んで体温や血圧の上昇が起こるのも同調の例である。生体時計の針を調整する同調因子には、明暗・昼と夜、食事や学校など社会的因子がある。

これらの中で、規則正しい食事が生体時計の同調にいかに関与しているかについて説明する。例えば、夜食のドカ食いは体温や血圧を上昇させて寝る時間を遅らせることから、生体リズムのズレをさらに拡大させることになる。また朝食抜きは、脳へのブドウ糖供給量を低下させて、体温・血圧上昇を抑制して生体リズムを遅らせることになる。規則正しい３度の食事が脳の活動を支え、夜の睡眠へと導く。また日中の遊びや運動は体温を上昇させ、夜間との体温格差が睡眠を促して生体時計をリセットする効果をもたらす。

　昼夜が逆転する生体リズム障害と睡眠障害は、基本的に異なる。生体リズムの障害は、自律神経系リズム、ホルモンなどの内分泌系リズム、代謝系リズムなどのあらゆる側面の障害となって現れるから重大である。地球の自転周期24時間と脳の中の生物時計25時間との１時間のずれは、生体リズムが崩れる必然性を常に内包していることからも、規則正しい生活を送ることの大切さがわかる。

【演習課題】
1．乳児保育について専門書の記述内容の変遷（戦後から現代まで）を調べなさい。
2．生活リズムの観点から、自分の日常生活を評価しなさい。
3．食物アレルギーの要因についてできる限り多くの情報を集め、それらについて評価しなさい。

【参考文献】
　大川匡子・高橋清久・深田信二『「生体リズム障害」がわかる本──さわやかな朝のために』（健康双書）農山漁村文化協会、1999年
　川端利彦『行動が問題になる子供たち──ドクトル川端の外来診察室』（そよ風ブックレット）リボン社、1998年

第2章

食品成分の消化・吸収・代謝に関する基礎知識

緒方　智宏
直井美津子

第1節 消化・吸収のメカニズムと栄養素摂取

1．消化のしくみ

（1）消化器の構造

　口から入った食物は、胃や腸で消化・吸収され、残ったカスは糞便として肛門から排出される。この口から肛門に連なる管が消化管で、内部の空洞を管腔という。消化管は部位ごとに形態や機能が異なり、口腔・咽頭・食道・胃・小腸・大腸に区分される。消化器系は、消化管および消化酵素を分泌する唾液腺・膵臓（すいぞう）・肝臓などで構成される。

（2）小腸の構造

　小腸は、十二指腸・空腸・回腸の3つで構成される。十二指腸は約25cmあり、空腸はその先の約5分の2であり、残りが回腸である。空腸と回腸で栄養素と水が吸収されるが、空腸のほうが吸収が盛んである。空腸・回腸の内壁は長さ約1mmの絨毛（じゅうもう）で覆われており、その表面にはさらに微絨毛が生えている。微絨毛の表面積の合計は、人間の体表面積の約5倍に及び、栄養素や水分を無駄なく吸収する。

（3）消化の過程

　消化とは、食べ物のサイズを小さくして、食物を吸収に適した状態に変える過程である。機械的に砕いたり、細分化する物理的消化と、消化酵素による化学結合の切断である化学的消化（例：スクロースの化学結合が切断され、グルコースとフルクトースに分解）がある。物理的消化と化学的消化は、補い合って働いている（**図表1**）。
　化学的消化には、管腔内に分泌される消化酵素によって消化される管

図表1　消化の種類

物理的消化（消化管の運動による消化）	
そしゃく（口腔）	食物を歯でかみ砕くことによって食物を細かくする。
蠕動運動（胃・小腸・大腸）	筋肉の収縮で波を作り、食物を運ぶ。
分節運動（胃・小腸・大腸）	筋肉の収縮によって消化液と食物を混ぜる。
化学的消化（消化酵素による消化）	
唾液	唾液に含まれるアミラーゼによってデンプンがマルトースとデキストリンに分解される。
胃液	胃液に含まれるペプシノーゲンが塩酸と反応してペプシンとなり、タンパク質を分解する。
胆汁	胆汁は脂質を乳化し、消化しやすくする。
膵液	膵液はアミラーゼ、トリプシン、キモトリプシン、リパーゼなどの消化酵素を含み、三大栄養素全ての消化に関わる。アミラーゼがデキストリンをマルトースに分解する。トリプシンがオリゴペプチドなどをペプチドに分解し、さらにペプチターゼがアミノ酸に分解する。リパーゼが脂質をグリセリンと脂肪酸に分解する。
腸液	腸液に含まれるマルターゼがマルトースをグルコースに分解する。また、スクラーゼがスクロースをフルクトースとグルコースに分解する。また、ラクターゼがラクトースをグルコースとガラクトースに分解する。

（筆者作成）

腔内消化と、小腸の微絨毛表面に存在する膜消化酵素によって消化される膜消化がある。膜消化では、膜消化酵素で消化された食物が輸送体によって速やかに細胞に取り込まれるので、消化と吸収の連携プレーを可能にしている。

①口腔における消化

　口腔では、咀嚼による物理的消化が行われる。また化学的消化として、デンプンが唾液アミラーゼにより断片化される。しかし、唾液アミラーゼの作用時間は限られることから、口腔でのデンプンの消化は部分的な消化にとどまる。また、唾液アミラーゼは、加熱調理などで糊状になったデンプンを分解できるが、生デンプンには作用しない。

②胃における消化

　食物が胃に入ると、胃液の分泌が盛んになり、活発な蠕動運動が起こる。水分の増加と蠕動運動により、胃の内容物は十分に混和・粉砕され、しだいにドロドロした粥状になる。また胃では、化学的消化が本格化す

る。その主役であるたんぱく質分解酵素のペプシンは、たんぱく質を分断してペプチドへと消化する。

③小腸における消化

小腸では、胃から送られた粥状のものに、膵液・胆汁・腸液などが加わって液状化が進むので、物理的消化が容易になり、攪拌・細分化が進む。また、膵臓からは糖質・たんぱく質・脂質を分解する消化酵素が十二指腸に分泌される。そこで化学的消化が進み、膜消化へと引き継がれる。

(4) 小腸における化学的消化

①糖質

唾液アミラーゼによるデンプンの部分的な消化は、膵アミラーゼによりさらに進み、2～9個のグルコースから成るさまざまな中間産物に分解される。こうして生じた中間産物は、膜消化酵素により、デンプンの

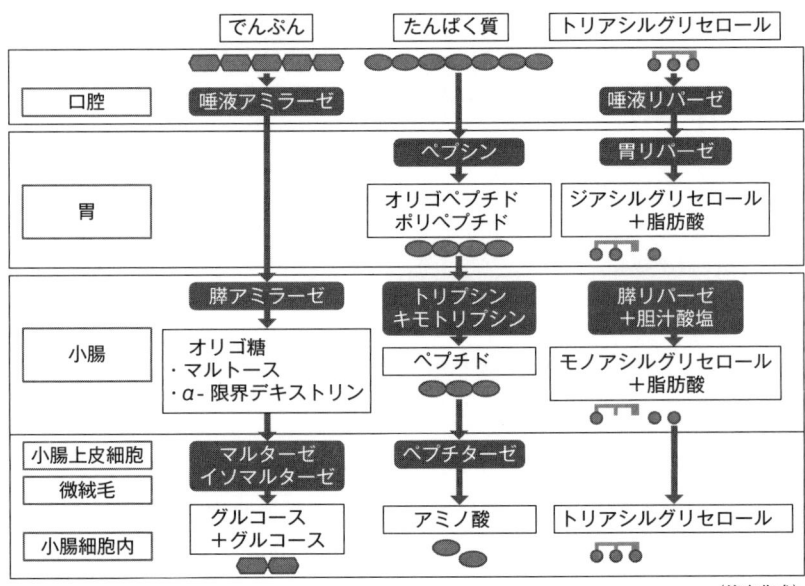

図表2　消化と吸収の経路

	でんぷん	たんぱく質	トリアシルグリセロール
口腔	唾液アミラーゼ		唾液リパーゼ
胃		ペプシン → オリゴペプチド ポリペプチド	胃リパーゼ → ジアシルグリセロール＋脂肪酸
小腸	膵アミラーゼ → オリゴ糖・マルトース・α-限界デキストリン	トリプシン キモトリプシン → ペプチド	膵リパーゼ＋胆汁酸塩 → モノアシルグリセロール＋脂肪酸
小腸上皮細胞 微絨毛 小腸細胞内	マルターゼ イソマルターゼ → グルコース＋グルコース	ペプチターゼ → アミノ酸	トリアシルグリセロール

(筆者作成)

最小単位であるグルコースに分解される。一方、食物中のショ糖や乳糖などの二糖類は、小腸に入るまでほとんど消化されない。これらは、小腸で膜消化され、単糖に分解される（**図表2**）。

②たんぱく質

胃で消化されたたんぱく質の消化産物であるペプチドは、膵臓から分泌されるたんぱく質消化酵素であるトリプシン、キモトリプシンなどによって、さらに小さいペプチドやアミノ酸へと消化される（**図表2**）。

③脂質

小腸での消化の主役は、膵リパーゼである。このリパーゼは、胆汁によって脂質の乳化されたトリアシルグリセロールに働き、脂肪酸とモノアシルグリセロールやジアシルグリセロールに分解する（**図表2**）。

2．吸収のしくみ

食物の栄養素が消化によって最小サイズに分解され、体内に取り込まれることを「吸収」という。吸収は主に小腸で行われる。消化管での吸収は、管腔内の物質を上皮組織を通過させて「真の体内」に入れ、さらに血管やリンパ管などの循環系に取り込む過程である（基本的に胃や腸などの管腔は体外とみなされ、管腔から消化管上皮細胞に取り込まれたときを「真の体内」に吸収されたとみなされる）。

小腸のうち、空腸・回腸の内壁が消化の完成場所である。微絨毛の表面には、ここまで消化されてきた栄養素を種類別に選び、最小サイズの栄養素にして吸収する酵素が並んでいる。これを終末消化酵素と呼ぶ。例えば、マルトース（グルコースが2個つながった糖質）は、グルコース（最小サイズの糖質）に分解されて吸収される。たんぱく質は、アミノ酸やペプチドに分解されて吸収される。脂質のうち中性脂肪は脂肪酸とグリセロールに分解され、他の脂質のコレステロールやリン脂質とともに吸収される。

絨毛の内部には血管とリンパ管が通っている。グルコースなどの単糖

類、アミノ酸やペプチド、水溶性ビタミン、ミネラルは、門脈という太い静脈を経て肝臓に送られる。一方、脂質や脂溶性ビタミンなどの大きな粒子は、リンパ管に入る。それから静脈へと入り、心臓を経て肝臓に運ばれる（**図表2**）。

　食物の栄養素が肝臓に運ばれるのは、肝臓が栄養素を人の体に役立つように処理する場所だからである。例えば、ブドウ糖の一部はグリコーゲンに合成されて肝臓に蓄えられる。これは血糖値が下がったときに、即座にブドウ糖を供給するためである。また、食物のアミノ酸は人の体に合うアミノ酸に作り替えられる。脂質は、体で利用できるように再合成されて血中に放出される。

第2節　食品成分

1．食品成分（栄養素）とその機能

　食品成分（栄養素）の機能を分類すると、エネルギー源になるもの、体を作る基になるもの、体の調子を整えるものに分けられる。その他、水も重要な栄養素である。食物繊維は消化吸収されないため栄養素には含めないが、消化管内で有益な生理作用を示す。

　栄養素の中で、炭水化物・たんぱく質・脂質はエネルギー源として利用でき、量的にも多いので三大栄養素と呼ばれる。ビタミンおよびミネラルは微量栄養素に分類され、三大栄養素にビタミン、ミネラルを加えたものが五大栄養素である。

　炭水化物は、糖質と食物繊維から構成される。食物繊維は、人間の身体では消化されず、エネルギーになりにくいが、糖質は消化されてエネルギーになる（**図表3**）。

　日本人が摂取する三大栄養素のエネルギー比率は、糖質が60％と最も

図表3　栄養素の種類と働き

炭水化物
- 糖質＋食物繊維の総称。
- 単糖類、二糖類、オリゴ糖、多糖類がある。
- 穀類に多く含まれる。

脂質
- 脂肪、コレステロール、リン脂質の3種類がある。
- 脂肪はグリセロールに飽和脂肪酸と不飽和脂肪酸がくっついたもの。

タンパク質
- 肉、魚、卵、大豆などの主成分。
- 個体によってアミノ酸の組成が違う。
- 必須アミノ酸をバランスよく含むものが良質である。

ビタミン
- 水に溶けない脂溶性ビタミンと水に溶ける水溶性ビタミンに分けられる。
- 合計13種類のビタミンが確認されている。

ミネラル
- 骨や歯の材料。
- 生理作用の調整役として不可欠。
- 牛乳・乳製品、海藻、小魚、野菜などに多い。

フィトケミカル
- 食物繊維やポリフェノール、カロテノイドなど、栄養素と似た働きをする食品因子。
- 抗酸化作用や免疫力アップなどが期待される。

エネルギー源
糖質とタンパク質は、それぞれ1g当たり4kcal、脂質は9kcalのエネルギーを生み出す。

体の構成成分
タンパク質は、体内の細胞やホルモン、酵素、遺伝子、免疫物質の材料になる。カルシウムは、骨や歯の材料になる。

生理作用の調整
代謝・免疫・抗酸化作用の活性化や、生体機能を円滑にする働きがある。

(筆者作成)

多く、次に脂質が25％、たんぱく質が15％と続く。糖質、たんぱく質、脂質の最小単位の栄養素は、それぞれ、グルコース、アミノ酸、脂肪酸である。

2. 三大栄養素

(1) 糖質

　糖質は、グルコースなどの単糖類、ショ糖やオリゴ糖などの少糖類、デンプン・グリコーゲンなどの多糖類に分類される（図表4）。主にエネルギー源として体内で利用される糖質は、ヒトをはじめとする動物の体内にはわずかしか含まれていない。そのため、植物が光合成で作ったデンプンなどの糖質をエネルギー源として摂取し、利用している。

図表4　糖質の種類

分類	種類	構造	性質	多く含まれるもの
単糖類	ブドウ糖（グルコース）		甘味あり水に溶ける	自然界に最も多い糖質。穀物や果物や根菜類に多い。
	果糖（フルクトース）			果物や花の蜜に多い。糖類の中で最も甘味が多い。
	ガラクトース			ブドウ糖と結合して乳糖に含まれる。
少糖類	二糖類 ショ糖（スクロース）	グルコース＋フルクトース	甘味あり水に溶ける	砂糖のこと。サトウキビの茎やてんさいの根に含まれる。
	麦芽糖（マルトース）	グルコース＋グルコース		麦芽から作られる水飴に多く含まれる。
	乳糖（ラクトース）	ガラクトース＋グルコース		母乳や牛乳に含まれる。乳糖分解酵素が少ない人は乳糖不耐症となる。
	オリゴ糖		消化しにくい	フラクトオリゴ糖や大豆オリゴ糖などの人工甘味料に含まれる。
多糖類	デンプン		甘味なし水に溶けない	穀類、いも類、豆類などに多く含まれる。
	グリコーゲン			動物の肝臓や筋肉に含まれる。
	デキストリン			デンプンが加水分解されたときに生じる。

(筆者作成)

(2) たんぱく質

　たんぱく質とは、アミノ酸が多数結合した高分子化合物のことである。アミノ酸の種類や量、配列の順序によって、たんぱく質の形状や性質、働きが異なる。ヒトの体は約10万種類ものたんぱく質で構成されているが、これはわずか20種類のアミノ酸によって作られている。そのうち8種類（子どもは9種類）は人体で合成できないので必須アミノ酸と呼ばれ、食事から取る必要がある。食品中に必須アミノ酸が一つでも不足していると、たんぱく質としての栄養的価値が下がる。また、アミノ酸だけで構成される単純たんぱく質と、アミノ酸以外の成分も含む複合たんぱく質に分類される。

(3) 脂質

　脂質は、水に溶けずに有機溶媒に溶ける性質を持つのが大きな特徴であり、細胞膜や核酸、神経組織などの構成成分として重要である。1g当たり9kcalという高エネルギーを生み出すことから、効率のよいエネ

ルギー源となる。しかし、取り過ぎはエネルギー過剰となり、肥満を引き起こす。また、脂溶性ビタミンの吸収を助ける働きもある。

脂質には主に、中性脂肪などの単純脂質、リン脂質や糖脂質などの複合脂質、コレステロールなどの誘導脂質の3つのタイプがある。中性脂肪はグリセロールという物質に飽和脂肪酸や不飽和脂肪酸がくっついたものである。脂肪酸のうち、体内で合成できないリノール酸、$α$-リノレン酸、アラキドン酸を必須脂肪酸という。

3．微量栄養素

(1) ビタミン

ビタミンは13種類ある。体の機能を正常に維持するために不可欠な物質であり、糖質や脂質やたんぱく質の代謝を円滑に行わせる潤滑油のような働きをしている。いずれも必要量はごくわずかであるが、食物から摂取しないと、それぞれのビタミンに特有の欠乏症を引き起こす可能性がある。

(2) ミネラル

ミネラルは、ビタミン同様、微量ながらも体の健康維持に欠かせない栄養素である。人体の95％は、酸素・炭素・水素・窒素の4元素で構成され、残りの5％に当たる元素をミネラル（無機質）と呼んでいる。Fe（鉄）、Ca（カルシウム）などのように元素記号で表される。

4．フィトケミカル

ビタミンやミネラル以外にも、体の生理作用機能を活性化させる植物に含まれる機能性成分を総称して、フィトケミカルという。代表的な成分として、食物繊維、ポリフェノール、カロテノイドなどが挙げられる。動脈硬化予防、抗酸化作用など、がん予防の面からも注目されている。

第3節 食品の種類と栄養的特徴

〈1〉米

　日本人は、エネルギー摂取量の約60％を糖質から取っているが、その半分以上は米からである。穀類は一般に糖質に富むが、たんぱく質は6～9％しか含まれていない。ビタミンではB₁とナイアシンが比較的多いが、ビタミンB₁は精白によって大部分が失われる。

　精白した米飯は、それだけしか食べないと栄養素の偏りが生じやすくなる。肉、魚、卵、などの動物性食品と組み合わせて食べることによって、栄養素のバランスが良くなる。

〈2〉いも類

　いも類は、たんぱく質は少ないが、糖質含量（主にデンプン）は多いので、エネルギー源となる食品である。ビタミンCはさつまいもに比較的多く含まれ、調理による損失が少ないので、良い供給源であるが、貯蔵によって減少する。また、肉質が黄色のさつまいものほうがカロテンが多い。いも類は、食物繊維の良い供給源でもある。

〈3〉豆類

　豆類にはいろいろな種類があるが、最も消費量の多いのが大豆である。大豆は多くのたんぱく質を含み、その質も米や小麦より優れている。大豆は、生の状態では外被が固く消化されにくいため、豆腐、納豆、味噌などに加工して利用する必要がある。大豆に含まれる脂質には、リノール酸、γ－リノレン酸などのn-6系多価不飽和脂肪酸が多く含まれている。これらの多価不飽和脂肪酸は、脂質代謝を改善する効果を持っており、動脈硬化や脂質異常症などを抑制する。

　あずき、えんどう、いんげん豆などには糖質とたんぱく質が多く含まれているが、カロテンは少なく、ビタミンCはほとんど含まれていない。

サヤインゲン、グリンピースなどは、糖質やたんぱく質の含有量は少ないが、ビタミンCやカロテンの供給源になる。

〈4〉野菜類

野菜類の特徴は、水分含量が90％以上と多く、ミネラル、ビタミン、食物繊維の良い供給源となることである。糖質、たんぱく質、脂質の含有量は、非常に少ない。

野菜類は、緑黄色野菜とその他の野菜に分けられる。前者は、可食部100g当たりカロテン600μg以上含むものをいい、ビタミンCも多く含んでいる。ほうれん草には鉄やカルシウムが多く含まれているが、シュウ酸やフィチン酸などの吸収を阻害する物質の含有量も多いため、利用効率が悪い。

カロテンの腸管からの吸収率は、脂質の共存によって大きく左右される。したがって、緑黄色野菜は油脂を使って調理すると、カロテンなどの脂溶性ビタミンの吸収率が高まる。その他の野菜は、緑黄色野菜に比べてビタミンAやビタミンCの含有量は少ないが、量的に多く取りやすいので、ビタミン類の良い供給源になっている。また、ミネラルや食物繊維の供給源としても重要である。野菜類は一般に、貯蔵や調理加工することによってビタミン類が損失する。したがって、新鮮なものを食べる配慮も必要である。

〈5〉果実類

果実類は、ビタミン類、特にビタミンC、ミネラル、食物繊維に富む。ビタミン類の含有量は野菜類に比べて少ないが、香味が良く食べやすいので、ビタミン類やミネラル、食物繊維などの良い供給源となる。

〈6〉きのこ類

きのこ類は、その香気と快い口触りを賞味する食品である。栄養素の含有量は少ないが、食物繊維に富んでいる。

〈7〉藻類

藻類は、水分含量が多いが、多くは乾物として食用に供され、食物繊

維の良い供給源である。昆布やわかめ、ひじきなどには、カルシウムやナトリウムが多く含まれ、また、他の食品に比べてヨウ素に富んでいる。

〈8〉 魚介類

日本人の魚介類の一日平均摂取量は72.5g（2010年）で、主要なたんぱく質源である。肉類と比べて水分がやや多く、脂質が少ない。特に脂質の含有量は、魚の種類や時期によって著しく異なる。魚油には一般に、n-3系多価不飽和脂肪酸、特にエイコサペンタエン酸やドコサヘキサエン酸が多く含まれている。これらの多価不飽和脂肪酸は、血栓予防の効果を持っていることが明らかにされ、魚介類の摂取が見直されている。しかし、これらの脂肪酸は酸化されやすく、過酸化脂質を生成するので、なるべく早く食べたり、適切な温度で保存するなど、取り扱いには注意が必要である。魚介類は、他の食品に比べてビタミンDやヨウ素を多く含み、特に肝臓にはビタミンAやビタミンDなどが多く含まれる。さらに、小魚の骨はカルシウムやリンの供給源になる。

〈9〉 肉類

日本人の一日平均摂取量は、82.5gである（2010年）。肉類は、たんぱく質を約20％含み、栄養価が高い。特に、穀類に少ないリジンやトリプトファンなどの必須アミノ酸を多く含んでいる。脂質の含有量は、動物の種類や部位によって異なる。糖質は、熟成の過程で大部分が分解されるので、ほとんど含まれていない。肝臓などの臓器には、ビタミン類が豊富に含まれている。特に、豚肉にはビタミンB_1が多く含まれている。

〈10〉 卵類

卵類は、各種の栄養素をバランスよく含んだ食品で、栄養価の高い食品の一つである。鶏卵にはたんぱく質が12.3％含まれ、必須アミノ酸の組成が良く、非常に良質である。脂質は10.3％含まれ、99％は卵黄に存在し、リン脂質であるレシチンが多い。コレステロールが多いという特徴もある。糖質やビタミンCはほとんど含まれていない。鶏卵は栄養価が非常に高く、しかも安価で年間を通じて入手できるので、上手に活用

したい食品の一つである。

〈11〉 乳類

日本人の乳および乳製品の摂取量は増加し、1日117.3gを摂取している（2010年）。乳汁は卵類と同様、栄養素のバランスのとれた食品である。

牛乳の糖質はすべて乳糖である。牛乳を飲むと下痢をする体質の人は、乳糖を分解する酵素の働きが低いためである。牛乳はカルシウムを多く含み、リンとのバランスも良いので、カルシウムの最も良い供給源である。また、ビタミンA、B_1などの良い供給源であるが、ビタミンCはほとんど含まれない。鉄の含有量は母乳に比べると低い。

〈12〉 油脂類

日本人の脂質摂取量は年々増加し、エネルギー適正比率（30～69歳）の上限である25％を上回るまでになっている。これ以上、摂取量を増やさないことが必要である。同じ脂質でも、飽和脂肪酸の多い動物性脂肪（魚介類は除く）の摂取量を減らし、多価不飽和脂肪酸の多い植物性油脂や魚油を摂取するように心がける必要がある。油脂類は、脂溶性ビタミンA・D・E・Kの給源でもあるが、植物性油脂には、ビタミンEを除きビタミンAやDはほとんど含まれていない。

〈13〉 サプリメント

サプリメントとは、ビタミン類やミネラル、アミノ酸など特定の栄養素を補うために作られた栄養補助剤や栄養補助食品の総称である。サプリメントは、薬ではなく食品分類される。国が定めた基準を満たしておらず、科学的根拠のはっきりしない健康食品を含むこともあり、きちんとした定義は今のところ明確になっていない。

保健機能食品には、食物繊維やオリゴ糖など国が定めた成分を使用した製品に対して許可される特定保健用食品（いわゆるトクホ）と、国が定めたビタミン、ミネラルについて基準を満たした栄養機能食品とがある。サプリメントに含まれる栄養素は、毎日の食事から取るべきもので、決して食事の代わりにはならないことに留意するべきである。

【演習課題】
1．物理的消化と化学的消化の違いについて考えよう。
2．デンプンの消化から吸収までの変化とその経路について述べなさい。
3．糖質・たんぱく質・脂質それぞれの消化と吸収の経路について考えよう。また、それぞれの違いについても考えよう。
4．三大栄養素とは何か。また、その働きについて考えよう。
5．ビタミンとミネラルの働きについて考えよう。
6．フィトケミカルとは何か。また、知っているフィトケミカルを挙げてみよう。
7．昨日あなたが食べた食事に使用されている食品を挙げていこう。また、それぞれどれくらいの重量を摂取したのかについても考えよう。
8．あなたが知っているサプリメントを挙げ、その効果について考えよう。また、その栄養素がどの食品から多く摂取できるのかを考えよう。

【参考文献】
江原隆年・中嶋洋子『基礎栄養学〔改訂第3版〕』同文書院、2005年
厚生労働省『日本人の食事摂取基準〔2010年版〕』第一出版、2010年
厚生労働省「平成22年国民健康・栄養調査報告」、2010年
上代淑人監訳『ハーパー・生化学〔原書25版〕』丸善、2001年
独立行政法人国立健康・栄養研究所監修、菅野道廣・上野川修・山田和彦編『食べ物と健康Ⅰ』南江堂、2007年
中野昭一編『図解生理学』医学書院、2000年
中村丁次監修『栄養の基本がわかる図解辞典』成美堂出版、2010年
細谷憲政監訳『ヒューマンニュートリション——基礎・食事・臨床〔第10版〕』医歯薬出版、2004年
細谷憲政監修、武藤泰敏編著『消化・吸収——基礎と臨床』第一出版、2002年

第 3 章

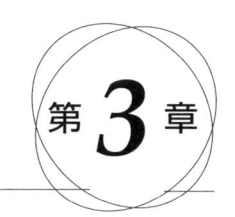

食物成分

沖嶋　直子

第1節 水　分

1．体内の水分

　ヒトの体の多くは水分であり、若いほど水分比率は高い。新生児では80％、乳幼児で70％、成人で60％、高齢者で50％が水分である。ヒトの体内の水は、細胞の中に存在する細胞内液、血液や細胞と細胞の間を満たしている組織間液などの細胞外液に分けられる（図表1）。

2．水分の出納

　飲料や食物から摂取する水分量と、体の外へ排泄される水分量は同じである。水分の摂取には、飲料水や食物に含まれる水分のほか、体内で栄養素を燃焼して得られた代謝水（燃焼水）が含まれる。また、排泄する

図表1　健常者の水の分布　　　　　　　　　（単位：％）

	新生児	幼児	成人	高齢者
体液	80	70	**60**	50
細胞内液	40	40	**40**	30
細胞外液	40	30	**20**	20

出典：［木戸・中坊、2003］p.121を基に作成

図表2　健常者の水の出納

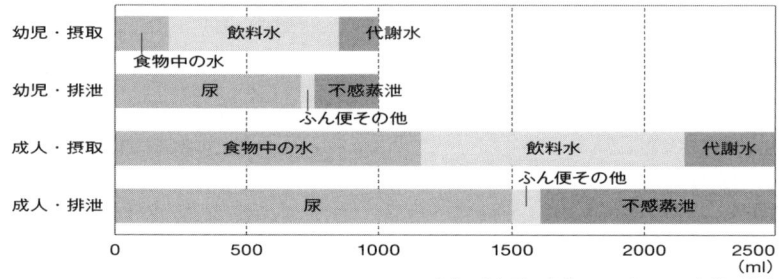

出典：［木戸・中坊、2003］p.122を基に作成

水分の中には、尿やふん便に含まれる水分のほか、皮膚や呼気から自然に排泄される不感蒸泄（ふかんじょうせつ）が含まれる。1日の水分の出納を**図表2**に示す。

3．体内の水の働き

体内の水の働きは、①さまざまな物質を溶解させる、②栄養素や老廃物の運搬、③老廃物を尿として排泄、④消化液やホルモンの分泌、⑤体内pHの調節、⑥浸透圧の調節、⑦体温の保持・調節である。

4．乳幼児における水分代謝

乳幼児は、体重（体積）に対する体表面積の割合が成人より大きいため、水分が皮膚から蒸発しやすく、腎臓の働きが未熟で成人と同様には尿を濃縮できないことから、容易に脱水しやすい。夏季や激しい運動、発熱などにより大量に発汗したときや下痢・嘔吐の際には、脱水させないようケアに注意しなければならない。

第2節　三大栄養素

栄養素とは、ヒトが生命を維持するのに不可欠で、必ず食物として摂取しなければならない物質のことである。糖質、脂質、たんぱく質、ミネラル、ビタミンがこれに該当する。このうち、エネルギーとなる糖質、脂質、たんぱく質を三大栄養素、それにビタミン、ミネラルを合わせて五大栄養素と呼ぶ（**図表3**）。

1　炭水化物（糖質）

炭水化物はその名のとおり、炭素（C）と水（H_2O）が結合した化合物である。炭水化物のうち、ヒトの消化酵素で消化できるものを糖質、ヒトの消化酵素で消化できないものを食物繊維と呼んで区別している。

図表3　栄養素の働きによる分類

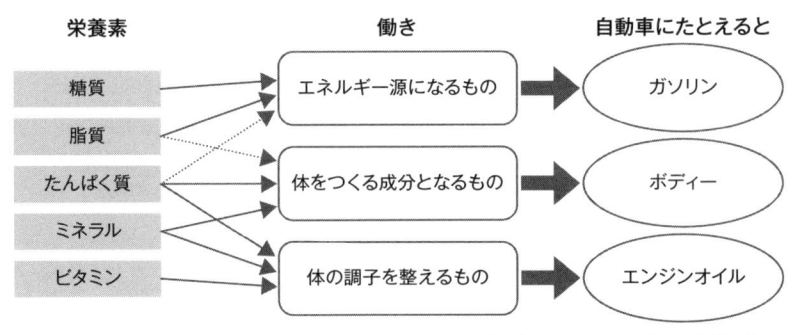

栄養素	働き	自動車にたとえると
糖質／脂質	エネルギー源になるもの	ガソリン
たんぱく質／ミネラル	体をつくる成分となるもの	ボディー
ミネラル／ビタミン	体の調子を整えるもの	エンジンオイル

出典：［奥・柴田、2012］p.4 を基に作成

(1) 炭水化物の分類

炭水化物の最小単位は、単糖類である。単糖類は、これ以上分解すると炭水化物としての機能を失うものである。単糖類が2個結合すると二糖類、3～10個程度結合するとオリゴ糖類、多数結合すると多糖類である。ヒトの消化酵素で消化できない多糖類は食物繊維に分類される（図表4）。

(2) 炭水化物の働き

糖質の主な働きはエネルギー源である。糖質は4 kcal/gのエネルギーを持っており、特に脳のエネルギー源として重要である。その他、ある種のオリゴ糖は腸内のビフィズス菌などの有用菌を増やす働きを持ち、食物繊維は便通を良くする作用のほか、便中の有害物質の吸着、脂質の吸着や食後の血糖値上昇を緩やかにする作用などを持つ。

(3) 糖質の体内利用

糖質は消化管内で消化され、単糖となって小腸で吸収され、門脈、肝臓を通り全身を循環する。血中の糖質（グルコース）は細胞に取り込まれ、解糖系においてピルビン酸に変換される。酸素が豊富にある状態では、ピルビン酸はアセチルCoAに変換され、TCA回路（クエン酸回路）で完

図表4　炭水化物の種類

種類・名称	特徴・〔構成糖〕
単糖類	
グルコース（ブドウ糖）	果実に含まれる。デンプンを分解しても得られる
フルクトース（果糖）	果物やハチミツに含まれる
ガラクトース	乳糖を構成する単糖
二糖類	
スクロース（ショ糖）	いわゆる砂糖 〔グルコース＋フルクトース〕
マルトース（麦芽糖）	デンプンを分解すると得られる。水あめの主成分 〔グルコース＋グルコース〕
ラクトース(乳糖)	乳、乳製品に含まれる 〔グルコース＋ガラクトース〕
オリゴ糖類	
マルトトリオース	デンプンを分解すると生じる 〔グルコース＋グルコース＋グルコース〕
ラフィノース	サトウキビ、サトウダイコンに含まれる 〔グルコース＋ガラクトース＋フルクトース〕
多糖類	
デンプン	植物の貯蔵多糖 〔多分子のグルコース〕
グリコーゲン	動物の貯蔵多糖、肝臓と筋肉に存在する 〔多分子のグルコース〕
食物繊維	
セルロース	植物の細胞壁の成分 〔多分子のグルコース〕
グルコマンナン	こんにゃくに含まれる 〔多分子のグルコース、マンノース〕
ペクチン	未熟な果物に含まれる 〔多分子のガラクチュロン酸とそのメチルエステル〕
キチン	甲殻類の殻に含まれる 〔多分子のN-アセチルグルコサミン〕
アガロース	寒天の成分 〔多分子のアガロース＋アンヒドロガラクトース〕

出典：[小川、2011] を基に作成

全分解され、二酸化炭素と水、38分子のATPに変換される（**図表5**）。

　酸素が不足した状態では、ピルビン酸から乳酸と2分子のATPが生成する。糖質をエネルギーにする過程にはビタミンB_1が必要であり、ビタミンB_1が欠乏すると、この反応が潤滑に進まなくなる。

図表5　グルコースの代謝の模式図

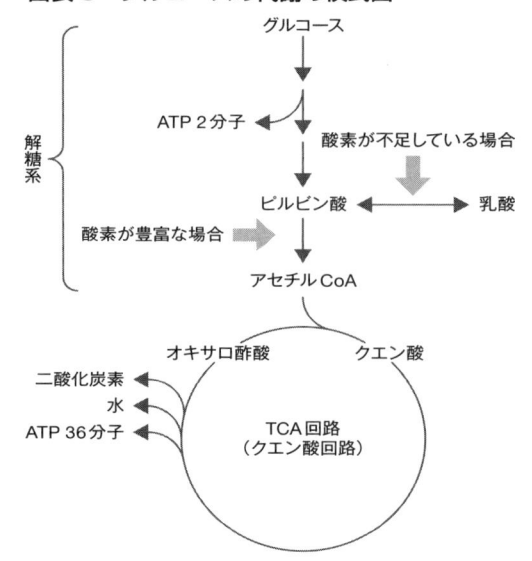

```
                    グルコース
                        ↓
       ┐   ATP 2分子 ←┤
       │              ↓  酸素が不足している場合
   解糖 │              ↓  ⇒
   系  │          ピルビン酸 ←→ 乳酸
       │    酸素が豊富な場合 ⇒
       ┘              ↓
                  アセチル CoA

         オキサロ酢酸    クエン酸
   二酸化炭素 ←
      水   ←     TCA 回路
   ATP 36分子 ←  （クエン酸回路）
```

グルコースは、解糖系、TCA回路を経て、二酸化炭素と水、エネルギー（ATP）となる。TCA回路では、アセチルCoAとオキサロ酢酸からクエン酸が合成され、さまざまな物質へと代謝されながらオキサロ酢酸になる。オキサロ酢酸は、アセチルCoAと反応してクエン酸となり、またTCA回路を1周する。解糖系でもATPは作られるが、たった2分子で、TCA回路で産生されるATPは36分子と圧倒的に多い。

（筆者作成）

2．たんぱく質

　たんぱく質は、アミノ酸が多数、ネックレスのように結合してできた物質である。20種類あるアミノ酸どうしが結合することで、ジペプチド（アミノ酸2分子）、トリペプチド（アミノ酸3分子）、…オリゴペプチド（アミノ酸10分子程度）、…ペプチド（アミノ酸およそ100分子以下）、たんぱく質（アミノ酸およそ100分子以上）となる。（**図表6**）

（1）たんぱく質の働き

　たんぱく質の主な働きは、体を作る成分である。その他の働きとしては、酵素として体のさまざまな代謝反応を進めるものや、ホルモンとして働くたんぱく質、ペプチドもある。

（2）たんぱく質の体内利用

　たんぱく質は、その最小単位であるアミノ酸など小さい分子に消化さ

図表6　アミノ酸、ペプチド、たんぱく質の模式図

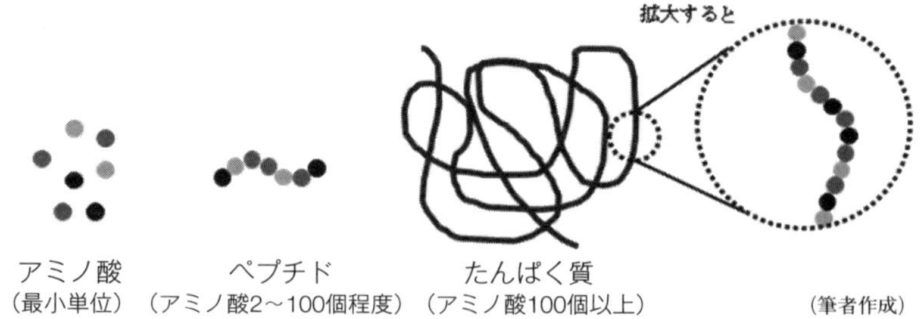

アミノ酸
（最小単位）

ペプチド
（アミノ酸2～100個程度）

たんぱく質
（アミノ酸100個以上）

（筆者作成）

図表7　たんぱく質を構成する20種のアミノ酸（太字は必須アミノ酸）

> グリシン、アラニン、**バリン**、**ロイシン**、**イソロイシン**、セリン、**トレオニン（スレオニン）**、システイン、**メチオニン**、アスパラギン、アスパラギン酸、グルタミン、グルタミン酸、アルギニン、**リシン（リジン）**、**ヒスチジン**、**フェニルアラニン**、チロシン、**トリプトファン**、プロリン

（筆者作成）

れて小腸から吸収される。吸収されたアミノ酸の多くは、体内で必要とされるたんぱく質を合成する原料となる。アミノ酸の中には、体内で合成できないため、食物から取る必要のある必須アミノ酸と、合成可能な非必須アミノ酸がある（図表7）。糖質、脂質が不足したときには、たんぱく質がエネルギー源として利用され、4 kcal/gのエネルギーを持つ。

3．脂質

　脂質は、水に溶けず、メタノールやエーテルなどの有機溶媒に溶ける物質の総称である。食事中の脂質の大半は、中性脂肪とコレステロールである。中性脂肪は、グリセロールに脂肪酸が3分子結合した構造を持ち、コレステロールは、ステロイド骨格という環状の炭化水素の構造を持つ（図表8）。

　中性脂肪に含まれる脂肪酸は、その構造から大きく2種類に分類することができる。飽和脂肪酸はその化学構造が全て単結合でできており、肉類に多く含まれる脂肪酸である。2重結合を持つ不飽和脂肪酸は、植

図表8 中性脂肪、リン脂質、コレステロールの構造および栄養学的性質

脂質	生体機能	含まれる食品
中性脂肪（トリアシルグリセロール）	脂肪組織に蓄積 エネルギー源	植物油、魚油、獣肉類の脂
リン脂質	細胞膜の構成成分	卵黄、大豆
コレステロール	細胞膜の構成成分 ステロイドホルモンの原料 胆汁酸の原料	卵黄、イカ、数の子、うなぎ、牛肉、豚肉、鶏肉

トリアシルグリセロール（中性脂肪）およびリン脂質は、その基本骨格としてグリセロール（E）を持つ。グリセロールの3本の手にいずれも脂肪酸（〰〰）が結合したものがトリアシルグリセロールで、一つの手にリン酸（P）と塩基（◯）が結合し、残りの2つの手に脂肪酸が結合したものがリン脂質である。コレステロールは、ステロイド骨格（この図の5角形と6角形の部分が組み合わさった構造）を持つ。

出典：[木戸・中坊、2003] p.70 を基に作成

図表9 脂肪酸の分類

分　類	2重結合	含まれる食品およびその特徴
飽和脂肪酸 パルミチン酸 ステアリン酸	なし	肉類の脂、パーム油 常温では固体
n-9系不飽和脂肪酸 オレイン酸	あり 9・10番目の炭素間	オリーブ油、なたね油 常温では液体
n-6系不飽和脂肪酸 リノール酸 γ-リノレン酸 アラキドン酸	あり 6・7番目の炭素間	コーン油、綿実油、ゴマ油 常温では液体
n-3系不飽和脂肪酸 α-リノレン酸 エイコサペンタエン酸（EPA） ドコサヘキサエン酸（DHA）	あり 3・4番目の炭素間	魚介類の油、シソ油 常温では液体

（筆者作成）

物油や魚介類に多く含まれる。(図表9)

(1) 脂質の働き

中性脂肪の主な働きは、エネルギー源であることである。中性脂肪は9kcal/gの高いエネルギーを持つ。その他、体を構成する成分として働く。

コレステロールは、女性ホルモン、男性ホルモン、副腎皮質ホルモンの原料、細胞膜の構成成分や胆汁酸の原料となる。

(2) 脂質の体内利用

中性脂肪は、グリセロールに1分子の脂肪酸が結合したモノアシルグリセロールと脂肪酸にまで消化されて小腸で吸収され、小腸細胞内で中性脂肪に再合成され、リンパ管から左鎖骨下静脈で血流に入り全身へ循環する。血中の中性脂肪は、エネルギー源として利用されるほか、脂肪細胞に取り込まれ蓄積される。蓄積された中性脂肪は、必要なときに分解されて血中に放出され、エネルギー源として利用される。

第3節　無機質・ビタミン

1. ミネラル（無機質）とは

人体を構成する元素の約96％が炭素（C）、酸素（O）、水素（H）、窒素（N）であるが、これら以外の4％がミネラルである。ミネラルは生体に含まれる量の多い順にカルシウム（Ca）、リン（P）、硫黄（S）、カリウム（K）、ナトリウム（Na）、塩素（Cl）、マグネシウム（Mg）、鉄（Fe）、フッ素（Fe）、亜鉛（Zn）、銅（Cu）、セレン（Se）、ヨウ素（I）、マンガン（Mn）、モリブデン（Mo）、クロム（Cr）、コバルト（Co）がある。このうち、カルシウム〜マグネシウムまでは体に含まれる量が比較的多いことから多

量元素、それより少ない鉄以下は微量元素と区分されている。

2．ミネラルの働き

カルシウムとリンは、リン酸カルシウムとして骨や歯の成分となる。鉄は、赤血球のヘモグロビン、筋肉のミオグロビンの成分として、体内の酸素運搬を担う。その他、塩素やナトリウム、カリウムは、電解質と

図表10　主なミネラルの働きと給源・過剰症・欠乏症

元素名	体内の分布	機能・作用
多量元素		
カルシウム	骨や歯（硬組織）に99％以上	骨や歯の成分、血液凝固、筋収縮
リン	骨や歯（硬組織）に85％	骨や歯の成分、エネルギー代謝（ATPの成分）
カリウム	大半が細胞内にK^+として存在	浸透圧の維持、細胞の興奮
ナトリウム	大半が細胞外液にNa^+として存在	浸透圧の維持、細胞の興奮
マグネシウム	骨に50～60％、筋肉、臓器などに40～50％	酵素の補因子、筋収縮
微量元素		
鉄	約65％が赤血球（ヘモグロビン）、3～5％が筋肉（ミオグロビン）	酸素の運搬、酵素の補因子
亜鉛	95％が細胞内（全量の50％以上が筋、20％が皮膚）	酵素の補因子として、DNAやインスリンの合成、活性酸素の除去に関与
銅	約50％が筋肉、8～10％が肝臓	造血機能、酵素の補因子として活性酸素の除去
ヨウ素	70～80％は甲状腺	甲状腺ホルモンの構成成分として、エネルギー代謝に関与
マンガン	約25％が骨、8～10％が肝臓	酵素の補因子として活性酸素の除去、糖質代謝に関与
セレン	約30％が骨、残りの多くが筋肉、肝臓、血液、腎臓に存在	カドミウム、水銀などと生体内で拮抗作用、酵素の補因子として活性酸素除去
クロム	約55％が筋肉、約27％が毛髪に存在	インスリンの作用を増強し、糖代謝を潤滑にする
フッ素	約95％は骨と歯	虫歯の予防

して体内の浸透圧や体液量を調節し、体内のpHの調節を行っている。マグネシウム、亜鉛、銅、マンガン、セレンは、体内の酵素が働く助け（補因子）となる。ヨウ素は、甲状腺ホルモンの成分としてエネルギー代謝を高める働きがある。イオウは、含硫アミノ酸としてメチオニン、システイン、シスチンに含まれる。フッ素は、カルシウムとリンから成るヒドロキシアパタイトの中に取り込まれ、フッ化アパタイトになり、骨

過剰症	不足・欠乏症	給源
泌尿器系結石、ミルクアルカリ症候群	骨粗鬆症	乳製品、小魚、豆腐
カルシウム吸収阻害とそれに伴う骨軟化症	発育不全	加工食品（食品添加物のリン酸塩として）、その他全ての食品に含まれる
腎機能が正常な場合、過剰症はまずない	筋無力症、不整脈	果物、野菜、いも類
血圧上昇、腎障害	食欲不振、血圧低下	調味料、加工食品
下痢	循環器障害、代謝不全	植物性食品（クロロフィルに多く含まれる）
長期摂取で鉄沈着症、ヘモクロマトーシス	鉄欠乏性貧血	レバー、ひじき、卵黄、あさり、赤身の魚（カツオ、マグロ）
銅吸収阻害、LDLの増加、HDLの低下	味覚障害、成長障害、食欲不振	牡蠣、牛肉、豚肉、カタクチイワシ、豆類、小麦胚芽
ウィルソン病（先天性の銅代謝異常）	メンケス症候群（先天性の銅代謝異常）、成長障害、貧血	レバー、牡蠣、ごま、ココア、ナッツ類
甲状腺腫、甲状腺機能亢進症	甲状腺腫、クレチン症、甲状腺機能低下症	海藻類
運動失調、パーキンソン病（マンガン取扱者に多く、一般人ではほとんどない）	体重減少、毛髪と爪の成長抑制、骨代謝、糖質・脂質の代謝などの異常	穀類、豆類、野菜類
胃腸障害、皮疹、神経系の異常、毛髪と皮膚のぜい弱化と脱落	克山病（心筋疾患）、カシン・ベック病（関節と骨の変形・腫れ）	魚介類、肉類、卵
明らかな過剰症の報告は見られない	耐糖能の低下、低血糖による昏迷（完全静脈栄養で起こることがある）	穀類、肉類、卵類
歯牙フッ素症（斑状歯）		魚類、豆類、肉類 飲料水から1日の摂取量の2/3を摂取

出典：[医療情報化学研究所、2010] p.439「微量元素の概要」を基に、『日本人の食事摂取基準2010年版』pp.189-275の内容を補って作成

や歯を強くする働きを持つ（**図表10**）。

3．ビタミンとは

ビタミンとは、ごく微量で体の働きを円滑にし、体内では全く合成できないか、必要量を合成できないため、食物から摂取しなければならない有機化合物である。ビタミンは、その性質や化学構造から分類されるが、大きくは、水に溶けるか油脂に溶けるかで水溶性ビタミン、脂溶性

図表11　ビタミンの働きと給源・過剰症・欠乏症

ビタミン名	働き	過剰症
脂溶性ビタミン ビタミン A	ロドプシン（視紅）の成分、上皮組織の維持、細胞増殖・分化の制御	頭蓋内圧亢進、頭痛、悪心、嘔吐
ビタミン D	血中カルシウム濃度を一定に保つ、小腸でのカルシウム吸収を促進	高カルシウム血症、腎障害、軟組織の石灰化
ビタミン E	脂溶性領域での抗酸化作用、細胞膜損傷防止、溶血防止	過剰症はまれ
ビタミン K	血液凝固促進、骨の形成促進	過剰症は見られていない
水溶性ビタミン ビタミン B_1	補酵素として、糖質をエネルギーに変える反応に関与	慢性的な大量服用で、頭痛、いらだち、不眠などの症状が観察されている
ビタミン B_2	補酵素として、糖質、脂質、タンパク質からのエネルギー産生に関与	健康障害の報告なし
ナイアシン	補酵素として、エネルギー代謝や酸化還元反応に関与	皮膚発赤作用、消化管、肝臓の障害
ビタミン B_6	補酵素として、アミノ酸代謝に関与	末梢性感覚性神経症、知覚神経障害、シュウ酸腎臓結石
葉酸	補酵素としてDNA、RNAの合成に関与	
ビタミン B_{12}	補酵素としてDNA、RNA、アミノ酸、糖質の代謝に関与	過剰症はないと考えられている
ビオチン	補酵素として、糖新生、脂肪酸合成、アミノ酸代謝、炭酸固定反応に関与	過剰症は認められていない
パントテン酸	補酵素A（CoA）になり、糖質、脂質、タンパク質代謝に関与	明らかな健康障害の報告はない
ビタミン C	コラーゲンの生成、水溶性領域での抗酸化作用、鉄の吸収促進、ビタミンEのリサイクル	一度に大量摂取で胃腸への影響（吐き気、下痢、腹痛）

ビタミンに分類できる。脂溶性ビタミンには、ビタミンA、D、E、Kがあり、水溶性ビタミンには、ビタミンB群（B_1、B_2、ナイアシン、B_6、B_{12}、葉酸、パントテン酸、ビオチン）およびビタミンCがある。

4．ビタミンの働き

ビタミンAは、視紅（ロドプシン）の成分として目の暗順応に関わっている。ビタミンDは、カルシウムの吸収や血中カルシウム濃度を一定に

欠乏症	給　源
角膜乾燥症～失明（乳幼児）、夜盲症（成人）、免疫能の低下（感染症にかかりやすくなる）、皮膚の乾燥・肥厚・角質化	レバー、うなぎ、卵黄（ビタミンAとして） 緑黄色野菜（βカロテンとして）
くる病（乳幼児、小児）、骨軟化症（成人）	魚介類、きのこ類、日光浴（紫外線を浴びる）により皮膚で合成される
未熟児の溶血性貧血	アーモンド、うなぎ、胚芽油、大豆油
血液凝固障害、新生児メレナ（新生児における消化管からの出血）、突発性乳児ビタミンK欠乏症（頭蓋内出血）、骨形成障害	レバー、納豆、チーズ、葉緑野菜 腸内細菌による合成
脚気（末梢神経障害）、ウェルニッケ・コルサコフ症候群（中枢神経障害、健忘症、歩行運動失調）	米ぬか、胚芽、豚肉、豆類、にんにく
口角炎、舌炎、口内炎、脂漏性皮膚炎	レバー、卵黄、酵母、チーズ、牛乳、納豆
ペラグラ（皮膚炎、下痢、精神神経障害）	レバー、肉類、魚類、豆類、酵母、きのこ類
食欲不振、脂漏性皮膚炎、口内炎、中枢神経異常	肝臓、牛肉、魚類、酵母、牛乳、卵、大豆
巨赤芽球性貧血	葉緑野菜、レバー、肉類
巨赤芽球性貧血	レバー、肉類、牡蠣、牛乳、チーズ、卵
通常の食事では欠乏になりにくいが、不足すると皮膚炎、脱毛、神経障害	レバー、肉類、酵母、胚芽、卵、エンドウ
通常の食事では欠乏になりにくいが、不足するとアセチルコリンやステロイドホルモン産生能の低下、副腎の障害	レバー、肉類、魚類、大豆、酵母、牛乳
壊血病（毛細血管からの出血）	果物類、野菜類、いも類

出典：[医療情報化学研究所、2010] p.430-431「ビタミンの概要」を基に、『日本人の食事摂取基準2010年版』pp.118-188の内容を補って作成

する働きを持つ。ビタミンEは抗酸化作用を持ち、脂質ラジカルを消去する働きを持つ。ビタミンB群は、それぞれがさまざまな酵素の補酵素として、体内のいろいろな反応を行う酵素の働きを助ける作用を持つ。ビタミンCは、ビタミンEと同様に抗酸化作用を持つほか、コラーゲン合成にも関わっている（**図表11**）。

なお、ミネラル、ビタミンは不足すると欠乏症、多く取りすぎると過剰症を起こす。過剰症、欠乏症については**図表10**、**図表11**にまとめた。

【演習課題（レポート）】

1　子どもはどのようなときに脱水するか？　また、子どもを脱水させないためには、具体的に何をすればよいか考えてみよう。
2　五大栄養素とは何か？　それぞれの働きや多く含まれる食品について調べ、五大栄養素のそろった栄養バランスの良い献立を立ててみよう。

【引用・参考文献】

医療情報化学研究所編『クエスチョン・バンク　管理栄養士国家試験問題解説2011』メディックメディア社、2010年

小川雄二編著『子どもの食と栄養演習書〔第2版〕』医歯薬出版、2011年

奥恒行・柴田克己編『基礎栄養学〔改定第4版〕』（健康・栄養科学シリーズ）南江堂、2012年

木戸康博・中坊幸弘編『基礎栄養学〔第2版〕』（栄養科学シリーズNEXT）講談社サイエンティフィク、2003年

呉繁夫・廣野治子編『子どもの食と栄養——理論と演習・実習〔第2版〕』医歯薬出版、2011年

厚生労働省『日本人の食事摂取基準〔2010年版〕』第一出版、2010年

第4章

献立・調理の基礎知識

佐藤　典子

第1節　献立の意義

1．人類の食料消費傾向

　過去40年間一貫して、穀物の全世界での消費量は増加している。過去10年間では、飼料用とうもろこし、大豆・なたね等の油糧種子の消費量が増加している。

　食生活と人口およびその経済力には密接なつながりがある。開発途上国では、人口の増加により小麦・米の主食になる穀類の消費量が、また所得水準の向上により飼料用穀類・油糧種子の消費量が増加している。さらに中国においては、水産物の消費が急激に増加している。一方、先進国では、小麦・米の消費の増加は近年緩やかであるが、飼料用穀類、デンプン原料となる加工用穀物、油糧種子の消費量は増加し続けている。これは現在においても畜産物と油脂の消費量が開発途上国・先進国のいずれにおいて増加していることを示す。すでに畜産食品をかなり摂取している先進国においても、人々はなお脂質の摂取を求める傾向があると考えられる。発展途上国の所得水準の向上に伴い、この傾向は今後も続くと考えられる。

2．食料資源問題

　穀類の需要は前述のように増加しているが、耕地面積はほとんど増加していない。さらに、畜産物の需要が増大することにより穀物の需要はさらに増加する。牛肉・豚肉・鶏肉・鶏卵1kgを生産するのに必要な飼料用トウモロコシはそれぞれ、約11kg、7kg、4kg、3kgと試算されている。さらに最近、非食料部門からも穀物の需要が増している。地球温暖化防止の取り組みの推進や原油価格の高騰によって、バイオマス燃料

用農作物の需要量が増加している。それにより、食用農作物需要との間で競合が起きることも懸念されている。事実、アメリカのトウモロコシの2割はバイオマス燃料に利用されている。今後、十分な量の穀物をはじめとする食料が供給できるのか危惧されている。

3．食料自給率

わが国の供給エネルギーベースでの総合食料自給率は、1970年は60％であったが、年々低下し、現在は40％前後で推移している。アメリカは124％、フランスは111％、ドイツは80％、イギリスは65％であり、日本は先進国の中では食料自給率がたいへん低い。その理由は米離れによる小麦の需要増大と、飼料用穀物・油糧種子の輸入増大が大きな原因である。これらの作物は日本での生産が適さない場合や、経済的に生産が困難であるため今後もこの傾向は続くと考えられる。これらの作物の生産には多くの水が必要であるため、これらの食料を輸入することは水資源を輸入していることにもなる。世界の人口が増加している中で、21世紀は食料・水戦争の時代に突入していると言える。

4．米離れ

わが国における1人1年当たりの米の消費量は、1960年の126.2 kgから年々減少し、現在は65 kg程度まで減少している。米の消費の減少に伴い、肉類と牛乳・乳製品および油脂の消費量が増加してきている。肉類は良質のたんぱく質を含むので栄養面で好ましい面もあるが、脂質の取り過ぎにつながる面もある。厚生労働省「日本人の食事摂取基準」（2010年版）では、脂質の総エネルギーに占める割合は、11歳から20歳では20％以上30％未満になっているが、子どもの食生活内容が脂質摂取量過多になっている現状がある。子どもの頃に形成された食習慣は生涯続いていく場合が多い。脂質摂取量が過多になると、肥満、脂質異常症、心臓病などの生活習慣病につながる可能性が高くなる。

米を主食として汁物、主菜1品、副菜2品で構成される一汁三菜を基本とする「日本型食生活」は、健康を維持するのに必要な炭水化物、脂質、たんぱく質のバランスが理想的である。また日本型食生活では、体脂肪の蓄積、心臓病の予防効果が期待できる水産物を副菜として利用する場合が多い。子どもの頃から和食に親しむ食生活をすることが、食料問題の解決とともに健康増進の面からも必要であると言える。

第2節　バランスのとれた食事と献立の基本

1．欠乏から飲食

　食物は空腹を満たすのみでなく、生命の維持に必須である。十分なカロリーとたんぱく質を得ても、ある栄養素の欠乏が生命に重大な影響を及ぼす場合がある。脚気は米食地域に多発し、明治時代には毎年1～3万人が脚気で死亡していたと推定される。脚気の原因は病原生物であるという風潮の中、高木兼寛（1849～1920）は栄養欠陥説を示し、食事を改めることで脚気を減少させた。現在、ビタミン、ミネラルのような微量栄養素の必要性が理解されている。

2．飲食と疾病

　明治、大正、昭和初期の日本の食生活は、エネルギー、たんぱく質が欠乏し、低栄養状態だった。第二次世界大戦後、食料事情は悪化したが、経済の復興とともに食生活は豊かになり、一部の微量栄養素を除いて欠乏は解決している。しかし近年では、栄養成分、特に脂質・糖質の過剰摂取により、内臓肥満を特徴とする脂質代謝異常（メタボリックシンドローム）が増加し、糖尿病・心疾患等のリスクを上昇させるとして大きな問題となっている。さらに、朝食の欠食、深夜の食事等の食生活の乱

れが、同じカロリー摂取においても肥満を促進することも明らかとなっている。このように現代においては、運動不足とあいまって、栄養素の過剰摂取と食生活の乱れが疾病の大きな原因となっていると言える。

3．PFC比と食生活

　総エネルギーに占めるたんぱく質（Protein）、脂肪（Fat）、炭水化物（Carbohydrates）の割合のことをPFC比という。①たんぱく質からのエネルギー比は、総エネルギーの20%未満、②脂肪からのエネルギー比は、総エネルギーの20%以上30%未満、③炭水化物からのエネルギー比は、50%以上70%未満——このような栄養比率を考慮して献立を考えるが、この値は一日当たりの値なので、子どもの場合は、朝食、昼食、夕食に間食も含めて配分するよう献立を考えるべきである。また、幼児期は成長・発達が盛んであり、運動量が増加するため、体の大きさのわりに多くの栄養素が必要である。1~2歳の体重は約11kg、3~5歳の体重は約16kgである。成人と比較すると、1～2歳の体重は成人女子（18～29歳）の体重約50kgの1/4以下、3～5歳の体重は成人女子の1/3程度であるが、必要とするエネルギー量、たんぱく質量は成人の約1/2程度となる。図表1に示すように、子どもの体重1kg当たりのエネルギーや各栄養素量の必要量は成人の2～3倍となり、年齢が低いほど必要量は多くなる。

4．五大栄養素

　食品に含まれる栄養素は、炭水化物、たんぱく質、脂質、無機質、ビ

図表1　体重1kg当たりのエネルギー・たんぱく質の必要量

		エネルギー (kcal)		たんぱく質 (g)	
		男性	女性	男性	女性
幼児	1~2歳	86	82	1.7	1.8
	3~5歳	80	77	1.5	1.5
成人	18~29歳	42	39	1.0	1.0
	30~49歳	39	38	0.9	0.9

出典：厚生労働省「日本人の食事摂取基準〔2010年版〕」

タミンに分けられ、五大栄養素と呼ぶ。

　食品は人の生命、健康を支えるうえで基本的な物質であるので、五大栄養素をはじめとする日常摂取する食品の成分を明らかにするため、「五訂増補日本食品標準成分表」(2006年)が文部科学省より示されている。収載食品数は1878食品で、食品可食部100g当たりの食品成分の含量などが示されている。また、原則として1食品1標準成分値が収載されている。収載食品は18食品群に分類され、次のように配列されている。

　1．穀類　　　　　2．いも及びでん粉類　　3．砂糖及び甘味類
　4．豆類　　　　　5．種実類　　　　　　　6．野菜類
　7．果実類　　　　8．きのこ類　　　　　　9．藻類
　10．魚介類　　　 11．肉類　　　　　　　 12．卵類
　13．乳類　　　　 14．油脂類　　　　　　 15．菓子類
　16．し好飲料類　 17．調味料及び香辛料類　18．調理加工食品類

5．6つの基礎食品群

　栄養素を過不足なく摂取するため、どのような食品をどれぐらい食べるとよいのか、考えやすいように食品に含まれる成分が類似したものをいくつかにグループ分けしたものが食品群である。「3色食品群」「4つの食品群」「6つの基礎食品群」などがあり、厚生労働省が示した「6つの基礎食品群」がよく用いられる。

　1群は、良質のたんぱく質を多く含む群で、主菜の材料となる。魚介類、肉類、卵類、大豆・大豆製品であり、血や肉を作る働きをする。

　2群は、たんぱく質とカルシウムを含む食品群である。牛乳・乳製品、小魚、海藻であり、骨・歯を作り、体の機能を調節する働きをする。

　3群は、緑黄色野菜で、カロテンとビタミンCを多く含む群で、独特の味を持つ物が多く、幼児の嫌いな食品である場合が多い。カロテンの含有量が600μg/100g以上の野菜を緑黄色野菜というが、カロテン含有量がそれに満たないものでも、栄養指導上、緑黄色野菜として扱われる

図表2　食品構成

(単位：g)

		1～2歳	3～5歳
1群	肉類	40	40
	魚介類	30	40
	卵類	30	30
	大豆・大豆製品	30	40
2群	牛乳	200	200
	乳製品	10	10
	海藻	10	10
3群	緑黄色野菜	90	90
4群	その他の野菜	120	150
	果実類	150	150
5群	穀類	150	180
	いも類	40	60
	砂糖	5	5
	菓子類	20	30
6群	油脂	15	20

出典：[福田・小川、2011] を基に作成

ものもある。

　4群は、3群とともに副菜に用いられる。その他の野菜と果実類であり、体の機能の調節をする。

　5群は、エネルギーと食物繊維を供給する食品で、穀類、いも類、砂糖・菓子類で、エネルギー源となる。

　6群は、油脂で、種実類、マヨネーズ等油脂を多く含む食品も含まれる。エネルギー源となるが、過剰摂取に注意するべきである。

　以上6食品群について、栄養バランスの良い必要量を**図表2**に示す。

第3節　調理の意義と基本

1．調理の意義

　調理は、①食品を衛生的で安全なものにするため、②消化・吸収を良くするため、③食品をおいしくするため、④食欲を増すように外観を整

えるために行う。一般に、小児の場合は大人より、そしゃく力や消化・吸収力が低いため、食品の特徴を考慮した適切な調理操作を行う必要がある。

2．切り方

　食品や調理法に適した切り方をするべきである。繊維と平行に切るか直角に切るかは、歯ざわりや崩れやすさに関わる。また、大きさをそろえて切ることにより、火の通りぐあいを均一にする。基本切りには、輪切り、半月切り、いちょう切り、拍子木切り、さいの目切り、短冊切り、色紙切り、千切り、みじん切り、小口切り、乱切り、くし型切り、ささがき、そぎ切り、斜め切り、かつらむきなどがある。

　料理を美しく見せるため、また、季節感や、お祝いの気持ちを表すための切り方として飾り切りがある。飾り切りには、なす等の末広切り、こんにゃく等の手綱切り、にんじん等の花形切り、うさぎりんご、きゅうり等の蛇腹切り、小かぶ等の菊花切り、きゅうりの切り違い、ゆずの皮等の松葉切りなどがある。

3．焼く・蒸す・煮るなどの調理技術

　調理法には、煮る、焼く、蒸す、いためる、揚げる、ゆでる、電子レンジ加熱、あえる、寄せる、漬ける、生食などがある。

　焼く調理法には、直火で焼く、フライパンで焼く、天火で焼くなどの方法があり、加熱温度は、100℃～300℃である。栄養素、うまみの損失が少なく、焦げ味などの独特の風味が生じる。また、形崩れしにくい。

　蒸すとは、蒸し器やせいろを用い、水蒸気で加熱する方法で、加熱温度は、85℃～100℃である。食品の形が崩れにくく、軟らかくできる。風味や栄養素の損失は少ないが、調理中に調味しにくい。

　煮るとは、食品にだし汁と調味料を加えて加熱する方法で、加熱温度は100℃である。煮ることにより、食品が軟らかくなり、味が染み込み、

風味が増す。幅広い材料が使え、調味しやすいが、栄養素が煮汁に溶け出し、形が崩れやすい。

4．計量

　調理の失敗をなくすために、はかり、計量カップ、計量スプーン、温度計、タイマーなどの計量器を用いて行う。計量カップは、1カップが200mlである。計量スプーンは、大さじ1杯が15ml、小さじ1杯が5mlである。

5．調理器具の種類や特性

　切る、擦る、おろすための調理器具には、包丁、まな板、おろし金、すりばちとすりこぎ、調理用はさみ、ピーラー、ゆで卵切り器、フードカッターなどがある。素材は、金属製のものが多く用いられる。
　洗う、水や油を切る、こすための器具には、ボール、ざる、こし器、バットなどがある。素材は、金属、プラスチック、木等が用いられる。
　すくう、まぜるための器具には、玉じゃくし、穴あき玉じゃくし、網じゃくし、フライ返し、ゴムべら、しゃもじ、木べら、菜箸、泡立て器、トング、ミキサーなどがある。ほとんどは、熱に強い金属製か木製である。他の調理器具に傷をつけないためテフロン加工のものが使われることもある。
　鍋類には、フライパン、中華鍋、蒸し器、深型鍋、浅型鍋、打ち出し鍋、土鍋、卵焼き器、圧力鍋、ミルクパン、ソースパン、中華せいろ、ふた、落としぶたなどがある。

【演習課題（レポート）】
　1～2歳、または3～5歳の幼児の1日の献立を作成してみよう。そして、図表2で示した食品構成と比較し、栄養バランスに偏りがないか検討してみよう。

	料理名	材料	分量(g)	作り方

(単位：g)

	( )〜( )歳	自分が立てた献立	食品構成との差
1群　肉類 　　　魚介類 　　　卵類 　　　大豆・大豆製品			
2群　牛乳 　　　乳製品 　　　海藻			
3群　緑黄色野菜			
4群　その他の野菜 　　　果実類			
5群　穀類 　　　いも類 　　　砂糖 　　　菓子類			
6群　油脂			

［感想］

（筆者作成）

【引用・参考文献】

大谷貴美子・饗庭照美編『調理学実習』（栄養科学シリーズNEXT）講談社、2003年

辻英明・小西洋太郎編『食品学』（栄養科学シリーズNEXT）講談社、2007年

農林水産省「食料需給表」2011年

福田靖子・小川宣子編『食生活論〔第3版〕』朝倉書店、2011年

渕上倫子編『調理学』朝倉書店、2006年

粟津原宏子・安藤真美・久木野睦子・杉山寿美・富永しのぶ・長尾慶子・成田美代・丸山智美・水谷令子・南廣子・村上恵・森下比出子・山内知子「たのしい調理——基礎と実習〔第4版〕」医歯薬出版、2008年

南出隆久・大谷貴美子編『調理学』（栄養科学シリーズNEXT）講談社、2000年

文部科学省「五訂増補日本食品標準成分表」2005年

吉田勉監修、堀坂宣弘・宮沢栄次編『私たちの食と健康——食生活の諸相』三共出版、2011年

第 5 章

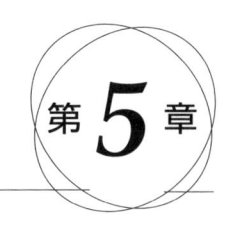

調理演習

濟渡　久美

第1節　子どもと調理

1．調理から学ぶもの

(1) 子どもの発達と調理

　乳幼児期は食生活の基礎づくりの時期であり、心身の健全な発育のためには、単に食事摂取基準を満たすだけでなく、発達過程に応じた食事のあり方が重要である。すなわち、年齢に応じた食事回数、栄養量の配分、そしゃく能力に配慮した調理法、薄味にした味付け基準の維持、食欲が向上する盛り付けや食器への配慮、変化に富む献立、食事マナーの習得などが一体となって形成されることが必要である。

　子どもとともに調理することは、子どもの五感を刺激し、豊かな感性を育むことにつながり、子どもの「食」の発達において、種々の観点から重要な役割を果たす（図表1）。

　一般的に3歳になると、指先の機能が発達し、調理にも興味を示し始める。むく、ちぎる、丸める、潰す、摘み取るなどの操作を熱心に行おうとする。このような形で食材に関わることで、「食」への興味は深まり、同時に物事の処理感覚も身についていく。5歳になると、包丁の取

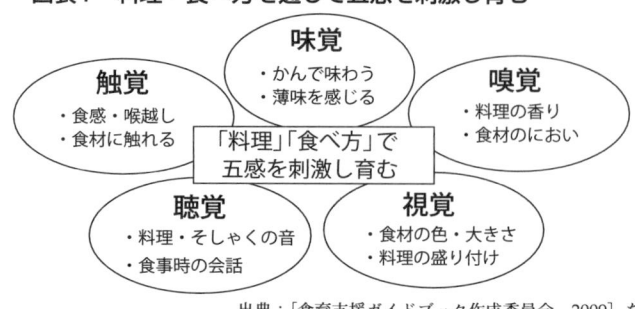

図表1　料理・食べ方を通して五感を刺激し育む

- 味覚
  - かんで味わう
  - 薄味を感じる
- 触覚
  - 食感・喉越し
  - 食材に触れる
- 嗅覚
  - 料理の香り
  - 食材のにおい
- 聴覚
  - 料理・そしゃくの音
  - 食事時の会話
- 視覚
  - 食材の色・大きさ
  - 料理の盛り付け

「料理」「食べ方」で五感を刺激し育む

出典：［食育支援ガイドブック作成委員会、2009］を基に作成

り扱いや火の使用に対する危機管理が可能になる。このように調理は、子どもの発達を促す良好な機会となり、食事づくりに積極的に参加する経験は重要である。

(2) 食育と調理

　食育基本法（2005年公布）に示されているように、幼児期の食育は「生きる力」を育むために極めて重要であり、中でも「子どもが食事を楽しむこと」の重要性が指摘されている。「保育所における食育に関する指針」（2004年、厚生労働省）および幼稚園教育要領（2008年、文部科学省）においても、「楽しく食べる子ども」の育成が課題とされている。その食事を「共に作る」調理は、作り上げたことの達成感や協力して調製する中から自然に培われる社会性、それを共に食べて味わうことから生まれる共感などが育まれる機会となる。このことからも、調理は自然に「楽しく食べる」ことにつながる有効な媒体となるとともに、食育の目的を達成する要素となりうることが期待される。

　施設における調理保育では、食材を幼児自身が扱うことは、衛生面や安全管理上の問題もあるが、適切な計画の下で行えば、子どもの食に対する興味・意欲を高めるうえでは非常に効果がある。集団保育の場でとる食事は格別であり、特に調理保育で仲間と共にする行動は大きな意味を持つ。他児に合わせて行動を調整することは、集団への適応行動を促す契機となる。また、子どもが収穫した野菜を調理するなど、食材を栽培する段階から「食」に携わる経験がもたらす意義は大きい。

2．子どもの摂食行動と調理

　幼児期の身体諸器官の機能は未熟で、幼児の心身の発達に応じた食物の選択や献立、調理法に配慮が必要となる。また、養育者に全面的に依存している時期であり、養育者は正しい食生活を習慣づける責務を担っている。この時期には以下のような課題が挙げられるが、調理法を工夫

することで、予防および解決につながる可能性がある。

①そしゃくの問題

同じ食品でも、切り方や加熱時間の長さでかみごたえ度が異なる。子どもの使用できる食具に合わせて、食べやすい大きさや長さに切る。

②偏食

偏食予防としては、嫌いなものをなくすより、好きなものを増やすことが重要である。幼児に好まれる献立は、あまりかむ必要のない脂肪含量の多い洋風料理といわれている。しかし、だしの味で素材を生かす和風料理を取り入れ、その味になじんでいくこと、乳幼児期に幅広い食品や味付け、調理法により嗜好の発達を促すことが大切である。

③食物アレルギー

医師から指示されたアレルゲンとなる食品の摂取を避けることは必須である。アレルゲンの除去のみならず、その食品に期待されている栄養素を代替する食品を用いて調理することが適切な栄養補給のために大切なことである。

3．子どもの献立および調理上の注意点

(1) 献立作成（食事計画）

幼児期は発育の著しい時期であり、体重1kg当たりに換算すると、大人より多くのエネルギー・栄養素量を必要とする。しかし、胃の容量をはじめとする消化機能やそしゃく力が未熟なことから、3回の食事で必要栄養量をとろうとすれば、消化器に負担がかかる。そのため、年齢や活動量、幼児の食欲などに応じて、間食を1～2回加えた食事回数にする。1日の必要エネルギー量をほぼ3食均等にして、間食で1日の10～20％程度のエネルギーを補うのが一般的である（**図表2・3**）。

(2) 調理上の注意点

衛生面では、乳幼児期は感染に対する抵抗力が弱いため、細菌性食中

図表2　一日当たりの推定エネルギー必要量と配分例

推定エネルギー必要量 (kcal)			エネルギー配分例						
			朝食		昼食		夕食		間食	
			(%)	(kcal)	(%)	(kcal)	(%)	(kcal)	(%)	(kcal)
1〜2歳	男	1,000	30	300	30	300	30	300	10	100
	女	900		270		270		270		90
3〜5歳	男	1,300	25	325	30	390	25	325	20	260
	女	1,250		313		375		313		250

図表3　幼児の食事摂取基準

項　目	1〜2歳		3〜5歳	
	男	女	男	女
推定エネルギー必要量（kcal）	1,000	900	1,300	1,250
たんぱく質推奨量（g）	20		25	
脂質目標量（％エネルギー）	20以上30未満		20以上30未満	
炭水化物目標量（％エネルギー）	50以上70未満		50以上70未満	
カルシウム推奨量（mg）	400		600	550
鉄（mg）	4	4.5	5.5	

出典（図表2・3）：［厚生労働省「日本人の食事摂取基準」策定検討会、2009］を基に作成

毒予防の三原則（細菌を付けない、細菌を増やさない、細菌をやっつける）を徹底して調理することは必須である。特に、手洗い、手指の傷の有無の点検は徹底する。

　調味面では、自然の味を生かした薄味を心がける。塩分は0.5〜0.7％（成人は0.9％）が望ましい。

　盛り付け面では、幼児は色彩や盛り付けに敏感であることから、赤・黄・緑・白・黒（紫）の5色をバランスよく配色し、楽しく食事ができるような配慮が、いっそう食を豊かにする。食欲が増進するように盛り付けを子どもに任せることも、食意識の向上に効果的である。

第2節　基本の食事

1．一汁三菜

　わが国の日常の基本的な献立構成には、室町時代に成立した本膳料理

以来の料理の組み合わせの食事が受け継がれている。すなわち、ご飯と汁物に肉類、魚介類、卵などの主菜に野菜、海藻などの副菜1～2品を組み合わせとする一汁三菜の形式である。これは日本型食生活と称され、理想的なたんぱく質（P）、脂肪（F）、炭水化物（C）のバランスをとりやすい。食の様式が多様化する中で、この基本の食事を子どもに提供することの意義は大きい。

2．炊　飯

　炊飯とは、米に水を加えて加熱し、米のでんぷんを均一に糊化させ、消化しやすくさせる操作である。この炊飯の過程には、洗米、加水・浸漬、加熱、むらしの段階がある。炊飯器を使用した場合のご飯の炊き方は次のとおりである。

①ボールに分量の米を入れ、たっぷりの水を一気に加え、素早く捨てる。米は乾燥しているので吸水が速く、ぬか臭さが残りやすい。そのため最初に加える水はぬか臭が吸収されないように、たっぷりの量で手早く洗い素早く水を取り替えることが大切である。

②水を入れ、手で軽く米をつかむようにして洗う。

③水が白く濁ったら捨てる（ここまでは手早く行うこと）

④水を替えながら②、③を3～4回繰り返し行って洗う。ぬかは、3～4回洗うとほとんど流れてしまうので、長く洗う必要はない。

⑤ざるに上げて水気を切る。

⑥炊飯釜に米を移し、水を加える。加える水の量は、米重量の1.5倍もしくは米容量の1.2倍とする。水分量の多い新米の場合は、やや少なめに水加減を行うとよい（米重量の1.3倍、または米容量と同量）。

⑦30分程度浸漬し、米粒の中心まで吸水させてからスイッチを入れる。洗ってすぐ炊くと、中は芯のある状態となる。この浸漬により、米に20～30％の水が吸収される。

⑧炊き上がったら15分間ほど蒸らし、しゃもじを水に濡らして切るよ

うに全体を大きく混ぜ、空気を入れる。蒸らすことにより、表面の水が米粒内部に吸収されて芯まで柔らかくなるとともに表面は乾いた状態になり、ふっくらと炊き上がる。

3．だしのとり方

(1) だしの種類

わが国では、古くから昆布やかつお節などで「だし」をとり、「うま味」と素材を生かした薄味で豊かな味とを楽しんできた。主なだしの種類を**図表4**に示す。異なるうまみ成分を持つ材料を組み合わせると、よりいっそうおいしくなる。特に、かつお節と昆布の組み合わせは最上であり、だしの風味を生かす吸い物などに用いられる。煮干しは、いわしの稚魚をゆでて干したものである。かつお節に比べてうまみが強く、魚の香りがあるので、みそ汁やめんつゆに適している。

(2) 混合だしのとり方

①昆布は洗わず、固く絞ったふきん（またはキッチンペーパー）で拭き、鍋に分量の水といっしょに入れて30分漬けておく（水出し）。昆布の表面に付いている白い粉は、マンニトールといううまみ成分なので水洗いはせず、表面の汚れを取り除く目的で、固くしぼったふきん（またはキッチンペーパー）で拭く。

②そのまま火にかけ、昆布に小さい泡ができたら（70℃くらい）、取り

図表4　出し材料の種類と使用量

種類	だし材料	使用割合 (汁に対する%)	うまみ成分
かつお節だし	かつお節	2～4	イノシン酸
こんぶだし	こんぶ	2～4	グルタミン酸
混合だし	かつお節 こんぶ	1～2 1～2	イノシン酸 グルタミン酸
煮干しだし	煮干し	3～4	イノシン酸

出典：［粟津原ほか、2008］p.26を基に作成

出す。沸騰させると、ぬめりによる苦みやこぶ臭さが出てきて味が悪くなる。
③昆布だしが沸騰したらかつお節を入れ、再沸騰したらすぐに火を止める。かつお節が沈んだら、上澄み液をこす。消火してから1〜2分後を目安とする。煮立たせすぎると、渋く魚臭くなる。

(3) 煮干しだしのとり方
①頭と内臓を取り除き、煮干しの苦みが出ないようにする。
②鍋に煮干しと水をいっしょに入れ、30分間漬けておく。前日から漬けておくと、うまみがさらに十分に出る（この場合、夏場は冷蔵庫で行う）。
③そのまま弱火にかけ、ゆっくりと沸騰させた後、あくを取りながら3分くらい煮てからこす。

(4) だしに関する留意点
①煮干しは、赤茶けておらず、きれいな銀白色のものが良く、1〜2カ月で使い切る量を購入する。頭と内臓を取った後、ミキサーで粉末にしてお茶パックに入れ、冷蔵・冷凍保存したものは浸水時間が不要で使用できる。
②使い切れず余った場合は密封容器に入れ、冷蔵庫で保存して、翌日には使い切る。また、加熱して濃縮し、製氷皿で冷凍し、それらを別容器に保存して1キューブずつ必要に応じて利用する。
③昆布、煮干し、かつおなどを粉末にしてパック詰めした市販のだしパックは、表示どおりに煮出して取り出す。だしの素は、粉末、顆粒、液体とさまざまの形態があり、かつおや昆布、いりこなど味もいろいろある。塩分が含まれているものがあるので、味をみて調味する。

4．一汁三菜の献立例

日本食の基本的な献立構成である一汁三菜形式の幼児食の例を挙げる。

[献立]
御飯
生鮭のチーズ焼き
三色きんぴら
ほうれんそうのごまあえ
ふのりのみそ汁

材料	分量 1人分(g) 1〜2歳	3〜5歳
【御飯】		
精白米	35	45
水	52	68
【生鮭のチーズ焼き】		
生鮭切り身	25	40
塩	少々	少々
マヨネーズ	3	3
スライスチーズ	6	7
【三色きんぴら】		
じゃがいも	20	30
にんじん	10	15
ピーマン	3	5
豚もも肉	7	10
しょうゆ	0.5	1
ごま油	1	2
だし汁	30	40
薄口しょうゆ	2	3
砂糖	0.5	0.8
【ほうれんそうのごまあえ】		
ほうれんそう	30	40
白すりごま	1.5	2
さとう	0.8	1
濃口しょうゆ	1	1.5
【ふのりのみそ汁】		
ふのり	0.8	1
きぬごし豆腐	25	30
長ねぎ	2	3
淡色からみそ	6	8
だし汁	120	150
エネルギー(kcal)	287	385
たんぱく質(g)	14.3	20.3
脂質(g)	8.6	11.4
カルシウム(mg)	101	128
鉄(mg)	1.9	2.5

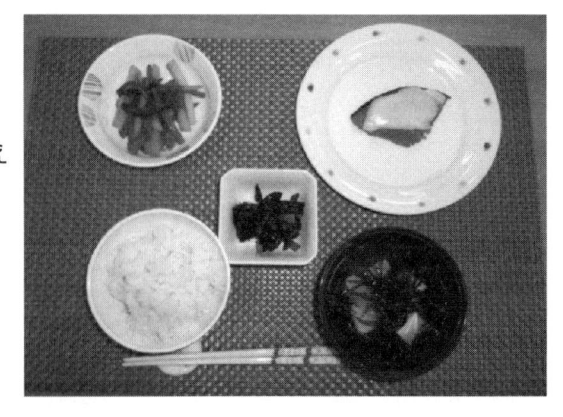

<準備>煮干しだし汁を作っておく。
【御飯】
作り方は「炊飯の仕方」を参照。
【生鮭のチーズ焼き】
①鮭→塩を振って、オーブンで180℃で5分間焼く。
②①にマヨネーズとスライスチーズを乗せて180℃で5分間焼く。
＊塩は不必要であれば振らなくともよい。
【三色きんぴら】
①じゃがいも→太めの千切りにして水に入れておく。
②にんじん、ピーマン、豚肉→千切り。豚肉はしょうゆで下味を付けておく。
③フライパンを熱し、半量のごま油を引く。豚肉を、人参、じゃがいもといっしょにいためる（強火で1分間くらい）。
④だし汁を入れて、沸騰したら砂糖、薄口しょうゆを入れて、水気がなくなるまでいため煮にする。そこにピーマンを入れ、ピーマンに火が通ったら火を消し、残りのごま油を回し入れる。
【ほうれんそうのごまあえ】
①ほうれんそうを洗って、食塩を入れたたっぷりの熱湯に茎の方から入れ、手早くゆで（強火）、冷水に取り、よく絞り2cmに切る。
②白すりごま・砂糖・しょうゆを混ぜ合わせて、あえごろもを作る。
③食べる直前にあえて盛りつける。
【ふのりのみそ汁】
①ふのり→さっと洗ってざるに上げて水気を切っておく。
②豆腐→さいの目切りにする。
③長ネギ→小口切りにする。
④だし汁が沸騰したら豆腐を入れ、再沸騰したらねぎを入れ、みそを入れる。最後にふのりを入れて火を止める。

第5章●調理演習

第3節　みんなで楽しむおもてなし料理

1．おもてなし料理の意義

　客を招いてみんなで食事をすることは、日常での家族との食事とはまた異なった楽しさがあり、子どもの精神発達においても良い影響をもたらす。どのような目的で客を招くかによって内容は変わってくるが、もてなしの心が伝わるような献立でありたい。

　子どもの誕生日やクリスマスに友達を迎えて「おもてなし」として、みんなで楽しむ食事を親子で準備することは、食に関して意欲的に学ぶ良い機会となる。また、盛り付けを子どもに任せることで、創意工夫を学ぶことができる。

2．クリスマスパーティの献立例

　クリスマスは、子どもたちが経験することの多い行事の一つである。みんなで楽しむおもてなし料理として、簡単な調理操作で子どもと共に楽しみながら作れる献立を紹介する。特に、手指を駆使して形づくるツリーサラダの土台作りや、ハンバーグを丸めること、おにぎりを握ることなどは、ぜひ子どもにさせたい作業である。

[献立]
三色おにぎり
プチハンバーグうずら卵入り
ツリーサラダ
にんじんスープ
レモンカップ

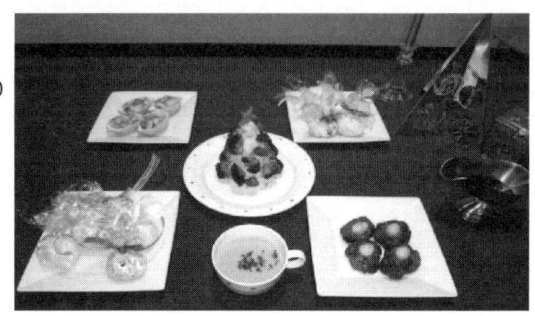

材料	分量（g）	
	1人分	8人分（目安量）
【三色おにぎり】		
精白米	60	480
水		720
塩蔵わかめ	0.8	6
薄口しょうゆ	0.7	6（小さじ1）
鶏卵	15	120（2個）
薄口しょうゆ	0.7	6（小さじ1）
桜でんぶ	3	24
【プチハンバーグうずら卵入り】		
＜ハンバーグ＞		
牛豚合挽き肉	30	32
たまねぎ	10	120
バター	0.7	8
パン粉	4	40
牛乳	4	40
鶏卵	7	56（1個）
食塩	0.1	0.8
こしょう		少々
サラダ油	1.5	12（大さじ1）
うずら卵	10	120（8個）
＜ソース＞		
トマトピューレ	5	40
水	10	80
ドミグラスソース	7	56
砂糖	0.3	2
こしょう		少々
食塩	0.1	0.8
【ツリーサラダ】		
じゃがいも	35	280
食塩	0.1	0.8
こしょう		少々
食酢	1	8
マヨネーズ	3.5	28（大さじ1）
ホールコーン	4	32
ブロッコリー	10	80
食塩		少々
にんじん	3	24
プチトマト	5	40
【にんじんスープ】		
にんじん	25	200
たまねぎ	12	96
米	3	24
水	75	600
固形スープの素		1個
塩・こしょう		少々
牛乳	25	200
パセリ	1	8
【レモンカップ】		
レモン	50	400（4個）
粉寒天	0.5	2
水	30	240
レモン汁	7	56
さとう	6	48
いちご	8	64
キウイフルーツ	8	64
バナナ	8	64
エネルギー（kcal）	**501**	
たんぱく質（g）	**16.5**	
脂質（g）	**14.1**	
カルシウム（mg）	**65**	
鉄（mg）	**2.5**	

【三色おにぎり（一人3個）】
①ご飯→米の1.5倍重量の水で炊飯する。炊けた米飯を3等分する。
＜わかめおにぎり＞
②わかめ→流水でもみ洗いし、熱湯に30秒くぐらせた後、流水で再び洗い、水気を切ってみじん切りにする。
③ご飯に刻んだわかめ、薄口しょうゆを混ぜる。
＜卵おにぎり＞
④鶏卵→割り、カラザを取ってほぐし、いり卵にする。
⑤ご飯にいり卵、薄口しょうゆを混ぜる。
＜でんぶおにぎり＞
⑥ご飯にさくらでんぶを混ぜる。ラップに包んで球形にし、リボンで縛る。

【プチハンバーグうずら卵入り】
＜ハンバーグ＞
①うずら卵→熱湯にくぐらせておく。
②たまねぎ→みじん切りにし、バターでいため、冷ましておく。
③パン粉に牛乳を湿らせておく。
④合挽き肉・たまねぎ・パン粉・鶏卵・調味料を加え、粘りが出るまでよく混ぜる。
⑤④を球形にまとめ、両手で交互に打ちつけて中の空気を抜き、中央をくぼませ、うずら卵を乗せる。
⑥200℃のオーブンで15分を目安にして焼く。
＜ソース＞
①食塩以外の材料を鍋に入れて煮込む（中火～弱火）。
②味見をして、必要ならば食塩を加える。
　＊合挽き肉はよく練ること。
　＊形を整えるときによく空気を抜いておかないと、焼いているうちに形が崩れるので注意すること。
　＊パン粉は肉を軟らかくし、増量の役目をし、鶏卵はつなぎの役目をする。

【ツリーサラダ】
①にんじん→1個星型に型どりし、残りはみじん切りにし、ゆでる。
②じゃがいも→乱切りにしてゆでる。熱いうちにつぶし、酢、塩・こしょう・マヨネーズで味付けし、ホールコーンをみじん切りしてゆでた人参を混ぜる。
③ブロッコリー→小分けに切り、食塩を入れた熱湯に入れ強火でゆでる。冷水で冷まし、水気を切る。
④プチトマト→洗って、縦4分の1に切る。
⑤②を円錐形にまとめ（ツリーの土台）、表面にプチトマト、ブロッコリーを刺し、頂点に星型にんじんを飾る。
　＊じゃがいもは、冷めてからつぶすと粘りが出てくるので、熱いうちにつぶす。また、味も熱いうちに付けるとなじみやすい。

【にんじんスープ】
①にんじん→薄い半月切りにする。
②たまねぎ→繊維に平行に縦に薄切りにする。
③米→さっと洗って水気を切っておく。
④鍋に、米、にんじん、たまねぎ、水、固形スープの素1個を入れ、材料が柔らかくなるまで煮て、あら熱をとってから、ミキサーにかけてペースト状にする。
⑤鍋に移し、牛乳を加えて弱火にかけ、塩・こしょうで調味し、器に盛り、パセリのみじん切りを散らす。

【レモンカップ】
①レモン→皮をよく擦り洗いし、横にして据わりがよいように底になる部分の皮を少し切り落とし、スプーンで中身を取り出し、果汁を絞る。
②キウイフルーツ、バナナ、いちご→1.5cm角に切り、レモンの皮に詰める。
③水と粉寒天を鍋に入れて中火にかけ、ときどき混ぜながら煮溶かし、砂糖を加え、混ぜながらさらに1～2分煮て火から下ろして冷ます。
④③のあら熱がとれたらレモン汁を加えてよく混ぜレモンカップに注いで冷やし固める。
　＊寒天は沸騰近くまで加熱しないと十分に溶けないので、しっかり溶かすこと。
　＊レモン汁は、熱に弱いビタミンCを含むため、ある程度温度が下がってから混ぜる。

第5章●調理演習

第4節　おやつ（間食）

1．おやつ（間食）の意義

　幼児は体が小さいわりに多くのエネルギーや栄養素を必要とする。しかし、胃の容量は少なく、消化機能も未熟なため、3回の食事で必要栄養量をとることは難しい。そのため、間食を食事の一部として、食事で不足するエネルギーや栄養素、水分を補う。間食の適量は、総エネルギー量の10〜20％で、その配分例は前掲の図表1に示した。

　幼児にとって間食は楽しみの一つであり、食事とは異なる喜びや気分転換の場となる。いっしょにおやつを作ることで、食に関する子どもの興味や関心を高めたり、創造力を伸ばす良い機会となる。また、手洗いや衛生的な食品の取り扱い、マナーなどが無理せずに身につきやすい。

2．おやつの献立例

　たんぱく質、カルシウムを多く含むフォローアップミルクを用いて、子どもとともに作れる簡単なおやつの一例を紹介する。

[献立1] きなこボーロ
目安量：3〜5歳児5個

材料	分量（g）5個分
バター	10
グラニュー糖	5
薄力粉	15
きな粉	3
フォローアップミルク	3

（1個当たりの栄養価）	
エネルギー（kcal）	36
たんぱく質（g）	0.5
脂質（g）	2
カルシウム（mg）	5
鉄（mg）	0.1

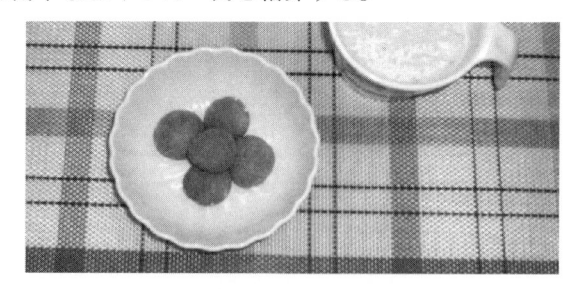

【きなこボーロ】1〜2歳児：2個　3〜5歳児：5個
①軟らかくしたバターを泡立て器でクリーム状になるまで練り、グラニュー糖を加え、さらに薄力粉、きな粉、フォローアップミルクを加え、粉っぽさがなくなるまで混ぜる。
②生地を等分し、一つずつ手で丸め、170℃のオーブンで15分間焼く。

[献立2] 白玉だんご
目安量：3～5歳児6個

材料	分量（g）6個分
<かぼちゃ白玉>	
白玉粉	25
絹ごし豆腐	25
かぼちゃフレーク	3
水	15
フォローアップミルク	2
濃口しょうゆ	10
砂糖	10
水	50
片栗粉＋水	3＋10
<抹茶白玉>	
白玉粉	25
絹ごし豆腐	25
抹茶	適宜
水	15
フォローアップミルク	2
あんこ	70
水	25
食塩	少々

（1個当たりの栄養価）
エネルギー (kcal)	28
たんぱく質 (g)	0.6
脂質 (g)	0.2
カルシウム (mg)	4
鉄 (mg)	0.1

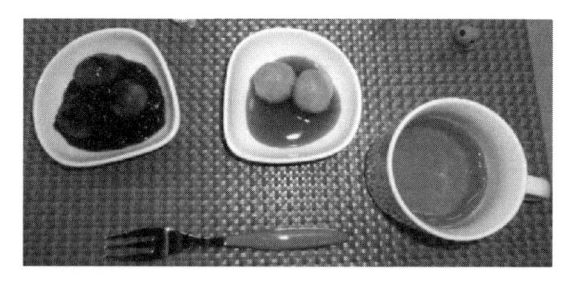

<かぼちゃ白玉>
①かぼちゃフレーク・白玉粉・豆腐・フォローアップミルクに分量の水を少しずつ加えながら耳たぶ程度の硬さになるまでこね、まとめる。
②生地を直径2cmくらいの大きさに丸める。
③深鍋にたっぷりの水（具の10倍程度）を入れ加熱し（強火）、沸騰したところに成形した白玉団子を入れてゆでる（強火継続）。
④白玉だんごが浮いてきたら水に取り出して冷まし、ざるに上げて水気を切る。

～みたらしあん～
鍋に水・砂糖・しょうゆを入れて火にかけ（強火）、沸騰したら水溶き片栗粉を入れ、とろみがつくまで煮詰める。

<抹茶白玉>
かぼちゃを抹茶に替えて、かぼちゃ白玉と同じ手順で行う。

～ぜんざい～
鍋にあんこ・水を入れて火にかけ（中火）、焦げないようによく混ぜて、ひとつまみの食塩を入れる。

＊だんごは必ず沸騰した熱湯に入れ、強火を継続させることが重要である。
＊みたらしあんの水溶き片栗粉は、必ず煮汁が沸騰してから入れる。あんのとろみは片栗粉中のでんぷんの糊化によるもので、温度が低いと糊化の進行が緩慢になり、透明度の低いものになる。
＊ぜんざいに食塩をひとつまみ入れるのは、砂糖の甘さが引き立つ効果のためである（捕捉効果）。
＊フォローアップミルクの代替として脱脂粉乳を用いてもよい。

【演習課題】

1．基本の食事献立例（p.71）
　(1) 1～2歳児、3～5歳児の各段階について、PFCバランスを算出しよう。また、エネルギー、たんぱく質、カルシウム、鉄について食事摂取基準の充足率を算出しよう。
　(2) 使用食材を6つの食品群に分類し、バランスを考察しよう。

2．行事食：クリスマス（p.72）、おやつ（p.74）
　(1) 3～5歳児と共に調理する各献立の過程の中で、子どもに行わせる作業を取り上げ、保育者としてどのように関わっていくか、年齢

別に考察しよう。
　（2）鶏卵や小麦のアレルギーの子どもにはどのような代替食を提供すればよいか。また、そのときの声掛けの仕方を考察しよう。
　（3）次の食品を嫌う子どもには、保育者としてどのように対応すればよいか考察しよう。①にんじん　②ブロッコリー　③トマト
3．おやつについて、市販品と手作りの長所・短所をまとめよう。

【引用・参考文献】

粟津原宏子・安藤真美・久木野睦子・杉山寿美・富永しのぶ・長尾慶子・成田美代・丸山智美・水谷令子・南廣子・村上恵・森下比出子・山内知子『たのしい調理――基礎と実習〔第4版〕』医歯薬出版、2008年

小川宣子『基礎調理実習』化学同人、2007年

厚生労働省『日本人の食事摂取基準〔2010年版〕』第一出版、2010年

巷野悟郎・向井美惠・今村榮一監修『心・栄養・食べ方を育む　乳幼児の食行動と食支援』医歯薬出版、2008年

食育支援ガイドブック作成委員会『歯科からアプローチする食育支援ガイドブック――ライフステージに応じた食べ方支援とその実践』医歯薬出版、2009年

田中英一・佐々木洋・井上美津子・佐々木美喜乃・丸山進一郎『お母さんの疑問に答える　子どもの食の育て方――小児歯科医からのメッセージ』医歯薬出版、2011年

中西洋子「食育と調理――子どもと調理のかかわり」『日本調理科学会誌』Vol.41、No.4、2008年、pp.275－277

吉田隆子「幼児の食行動に関する研究――子どもの視点から見た食事場面の意味」『日本食生活学会誌』Vol.22、No.4、2012年、pp.325-330

第6章

成長と発達

矢野　正

第1節 成長と発達・発育

1.「成長」「発達」「発育」の意味

　成長と発達および発育は、似たような言葉として用いられることが多い。しかしながら、ここではその意味を明確に区別したうえで理解してほしい。成長（maturation）とは、生物や事物が発達し大きくなることをいう。すなわち、ある生物が、その生活史において、個体がその発生から死に至る過程で、最もよく発達した形へとその姿を変える間の変化のことを指す。典型的なものは、多細胞生物に見られるものである。主に成長には、大きく分けて、構造の発達と大きさの増大の2つの面があり、この両者が同時に行われる。

　それに対して発達（development）は、加齢に伴う変化を意味するということでは共通点を持つ。しかしながら、その変化は「受精から始まり、死をもって終わるという一生涯にみられる様々な変化」［守屋、2005］を指している。ホリングワースは、発達を次のように定義づけている。

　「我々は『発達』という言葉によって、個体の生活史を構成するように生ずるすべての変化を意味している。幼児は単に誕生から出発して学童になったり選挙権を有する年齢に達するのではなく、彼の目指すところはそれ以上にずっと複雑である。彼は、誕生の瞬間からというよりも、むしろ受精の瞬間から出発し、そして、彼の目標は老人になることである。実際、発達の最終ゴールは死である。」［Hollingworth, 1927］

　このように心理学においては、発達とは、受精の瞬間から死に至るまでの加齢に伴って生ずる個体のすべての変化を意味する。このような変化は、個体の形態・構造面ならびに機能・行動面に認められるが、心理学では、主として後者に見られる変化を問題とし、前者に見られる変化

図表1　子ども期の区分

年齢の区分	子ども期の区分
受精〜出生	胎生期
0〜28日	新生児期
0〜1歳	乳児期
1〜6歳	幼児期
6〜12歳	学童期
12〜15歳	思春期

出典：［水野ほか、2012］p.2

は、後者との関連性の点から問題とされるのが普通である。

　ところで、厳密に言えば、変化をもって即時に発達というわけではない。加齢に伴う変化は一様ではなく、増加や上昇を示す変化もあれば、減少や下降を示す変化もある。一般的に、前者の変化は成長（growth）といい、後者の変化は衰退（decline）と表現される。発達という用語は、加齢に伴う種々の変化が完態（complete state：個体が最終的に到達する状態）へ至る過程として秩序づけられた場合に用いられるものである。

2．成長期の区分

　成長と発達を論じる場合、人生をいくつの時期に分けて捉えるかは民族や地域や時代により異なる。一般的には**図表1**のように子ども期が区分されているが、ここでは発達の課題にのっとった守屋國光の発達区分（胎生期・乳児期・幼児期・児童期・青年期）［守屋、2004］に従って記述する。

(1) 胎生期

　受精から誕生までの約40週間を、出生前期または胎生期という。受精から子宮壁に着床するまでの約2週間は、受胎期または胚胎期（germinal stage）と呼ばれ、第3週から第8週の終わりまでが胎芽期（embryonic stage）、それ以降の誕生までの期間が胎児期（fetal stage）である。胎児期という用語は、胎生期と同義で用いられることも多い。

　胎生期の成長・発達の特徴は、ヘッパーの記述［Hepper, 2002］を参考に簡潔にまとめてみると、以下のとおりである。

①胚胎期

卵胎期または細胞期（ovum stage）とも呼ばれ、卵巣から排卵された成熟した卵子が卵管内で精子と受精して受精卵（zygote：接合体）となり、24〜36時間で2細胞への最初の分裂が生じ、さらに分裂を繰り返して桑実胚（morula）を形成し、その中に空洞が形成されて胞胚（blastocyst）となる。卵管を下って子宮に入り、受精後5〜6日で子宮内膜（endometrium）に埋まって着床する。次の5〜7日で胞胚は原初的な胎盤（placenta）と循環を形成する。かくして、成長発達に不可欠な栄養と酸素が供給される。受精から2週間を経過して妊娠が成立する。

②胎芽期

この時期の個体は、外見が明らかに人間となり、胎芽（embryo：胚子）と呼ばれる。この時期には心臓や肺といった身体の主要な器官の形成が始まる。第3週の終わりまでに、まだ2室の心臓が拍動を開始して血液の循環が始まり、老廃物の除去と栄養の獲得が可能となる。すべての身体器官が形成され始めるこの時期は、胎生期の発達の最高の臨界期であり、奇形発生因子（teratogen）の影響を最も受けやすい。

③胎児期

この時期は、第9週に始まり、分娩と誕生で終わる。この時期の個体は、胎児（fetus）と呼ばれる。この時期には、胎芽期に形成された基本的な構造が精緻化され、最終の形態へと成長する。3カ月と4カ月の成長発達は急速であり、第8週では約1インチ（2.54cm）であった胎児は、第16週では5〜6インチとなる。この時期には、感覚や運動、学習行動の起源が見いだされる。

(2) 乳児期

誕生で始まり、言葉の使用の開始で終わる乳児期（infancy）は、胎生期に次いで急激な変化を遂げる時期である。最初の4週間余りは新生児期（neonatal period）と呼ばれ、未分化で全身的なかたまり運動と新生児

反射（吸啜反射、把握反射など）が目立つが、後述するように、新生児は我々の想像以上にさまざまな能力を身につけていることが明らかになっている。新生児反射の消長は、乳児の脳の機能と統合性の重要な指標となる。通常は消失する時期を過ぎてもまだ反射が見られる場合や、通常より反射が弱い場合には、脳性まひ（cerebral palsy）などの潜在的な神経障害を予示している可能性がある。新生児反射はまた、その後の運動機能の発達の基礎となるものである。

　生後2年間ほどのこの短い期間に、身長と体重は急激に増加し、さまざまな情緒の分化が見られ、歩行が可能となり、探索行動が頻繁になり、同時に言葉を話し始め、社会的な行動の基礎が出来上がる。シュトラッツによれば「乳児時代（0〜1歳）」であり、歯に関しては無歯である。またピアジェの「感覚運動期」、エリクソンの「〈基本的信頼〉対〈基本的不信〉」の段階と「〈自律性〉対〈恥と疑惑〉」の段階の一部に相当する。ハヴィガーストは、乳幼児期に8つの発達課題を挙げているが、そのうち、①歩くことを学ぶこと、②固形食を食べることを学ぶこと、③話すことを学ぶこと、の3つは乳児期の課題である。発達の急激なこの時期はまた、感受性の最も強い時期であるとも考えられており、この時期の初期経験が生涯にわたって影響し続けると考える理論家が多い。

(3) 幼児期

　2歳頃から6歳までのこの時期は児童前期（early childhood）とも呼ばれ、就学前期（preschool period）とも呼ばれる。この時期には、脳の主要な発達がほぼ完了し、乳児期にかなりの発達を遂げた歩行や言語の認知等の諸能力を基礎に、しつけを通して基本的で社会的な生活習慣が形成される。遊びや環境を通して諸能力がさらに洗練され、社会的な行動が習得され、自分の能力に自信を持ち、自立がなされていく時期である。

　この時期は、ピアジェの「前操作期」、エリクソンの「〈自律性〉対〈恥と疑惑〉」と「〈進取性〉対〈罪悪感〉」の2つの段階に相当する。シュト

図表2　身体比率の変化 (C.M.Jackson,1928)

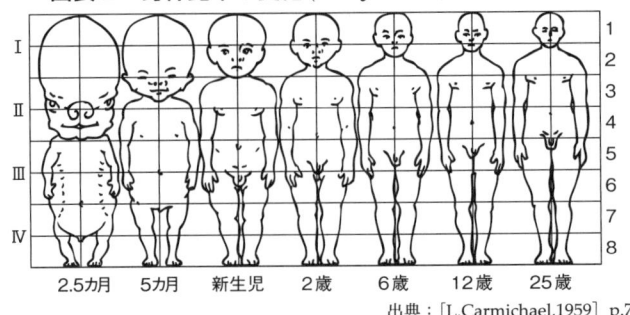

出典：[L.Carmichael,1959] p.72

　ラッツによれば、身体の成長に関しては「第一次充実期（2〜4歳）」と「第一次伸長期（5〜7歳）」、性的には「中性的子ども時代（2〜7歳）」、歯に関しては「乳歯期」である。「充実期」とは、体重の発育速度が身長のそれを上回る時期であり、「伸長期」はその逆の時期である。誕生時に4頭身であった身体比率は、2歳で5頭身から6歳で6頭身へと変化し、さらに、12歳で7頭身、25歳で8頭身へと変化を遂げていく（**図表2**）。ハヴィガーストは、乳幼児期の発達課題として8つの課題を挙げるが、そのうち、④尿や便の排泄コントロールを学ぶこと、⑤性の相違性と性の慎みを学ぶこと、⑥社会的・物理的な現実を描写するための概念を形成し言語を学ぶこと、⑦文字を読むための準備をすること、⑧善悪の判別を学び、良心を発達させること、の5つは幼児期の課題である。

(4) 児童期

　児童後期（later childhood）とも呼ばれ、6歳から12歳頃までである。小学校の時期なので、学童期（school age）とも言う。この時期は、ピアジェの「具体的操作期」、エリクソンの「〈勤勉性〉対〈劣等感〉」の段階に相当する。シュトラッツによれば、この時期は、身体の成長に関しては「第二次充実期（8〜10歳）」であり、性的には男と女の特徴がはっきり現れる「両性的子ども時代（8〜15歳）」の始まる時期であり、乳歯が永久歯へと生え変わる「永久歯期（8〜20歳）」である。フロイトの

心理性的発達段階では「潜在期」でもある。児童期は同性どうしでまとまる傾向があり、異性に対する関心はあまり目立たない時期である。また、人生目標に関しては、まだ自己決定がなされる以前の時期と言える。

(5) 青年期

思春期（puberty）から22歳頃までの青年期（adolesence）は、胎生期と乳児期に次いで発達が急激であり、身体的にも精神的にも諸能力が成人の域にまで到達する時期である。この時期は、ピアジェの「形式的操作期」、エリクソンの「〈同一性〉対〈役割の混乱〉」の段階に相当する。フロイトはこの時期を「性器期」と名づけている。シュトラッツによれば、この時期は、身体の成長に関しては「第二次伸長期（11～15歳）」であり、性的には「両性的子ども時代（8～15歳）」が終わって男女の性徴が完結する「成熟期（16～20歳）」である。この時期の前半には、身体面でも精神面でも著しい変化が現れる。青年期が疾風怒濤（storm and stress）の時代として特徴づけられるゆえんである。

身体面では、この時期の前半は特に身長の伸びが顕著である。また、

図表3　身体各部の出生後の主要な成長型（スキャモンの発育曲線）

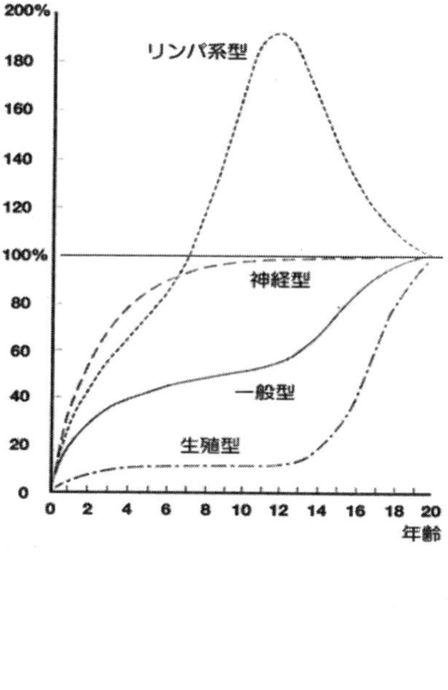

リンパ系型
胸腺、リンパ腺、腸リンパ体

神経型
脳とその部分、硬膜、脊髄、視覚器官、頭部の多くの次元

一般型
身体全体、外部的次元（頭部と頸部を除く）、呼吸器官と消化器官、腎臓、大動脈および肺動脈本幹、脾臓、筋肉全体、骨格全体、血液容積

生殖型
睾丸、卵巣、副睾丸、卵管、前立腺、前立腺尿道、貯精嚢

出典：［齋藤・高橋、2011］p.6を基に作成

第二次性徴が現れ、男子では声変わりや陰毛の発生、女子では月経の開始や、乳房や骨盤の発育などが見られるなど、男子は男らしく、女子は女らしくなる。こうした身体面の変化とともに、異性への関心も急激に高まってくる。誕生後の身体各部の発育曲線を見ると（**図表3**）、青年期では生殖型が急激に上昇し、神経型とは逆の変化を示している。性的な成熟に関しては、栄養状態や社会的刺激などの環境要因の変化による発達の加速現象（acceleration）が指摘されており、各特徴の現れる時期も少しずつ早まってきている。この現象は、乳児期の運動能力の発達でも指摘されている。

第2節　身長・体重・主な臓器の発達

　子どもは、発育・発達するという特徴を持つ。子どもの身体発育と精神・運動面の発達は著しく、その特徴を把握し、経過が順調であるかどうかを評価していくことが求められる。

　一般に、身長・体重のような身体の形態的な大きさの増大や形の変化を発育（growth）といい、運動・精神活動のように機能が未熟な状態から成熟へと向かう働きの変化を発達（development）という。子どもの身体機能面における発達には、形態的な発育の度合いが大きく影響する。適切なエネルギー・栄養の摂取は、子どもの発育・発達に欠かせないものであり、その不足は発育・発達の阻害を引き起こす恐れがある。

　身体の機関や臓器は、その機能によって発育の速度や発育の増大する時期が大きく異なっている。スキャモンは、身体の各器官・臓器の機能を4つの型に分類し、20歳（成人）の状態を100としたときの各年齢の発育の度合いを表している（図表3）。

　人の一生の中で発育の速度が最も速いのは、胎児期である。出生後は乳児期の発育速度が最も速く、思春期になると再び加速する。

出生時の身長は約50cmであり、1年で約1.5倍、4年で約2倍の100cm程度に達する。出生時に約3000gであった体重は、生理的体重減少により一時的に減少するものの、3カ月で約2倍、1年で約3倍（9kg）に達し、乳児期で著しく増大する。その後は緩やかな増加をたどり、4年で約5倍（15kg）になる。身長・体重とも学童期の発育は安定した経過をたどるが、思春期になると再び著しい発育を見せる。

　乳幼児の健康状態や栄養状態は、発育の経過を観察することによって評価することができる。乳幼児の身体発育の評価は、主に乳幼児身体発

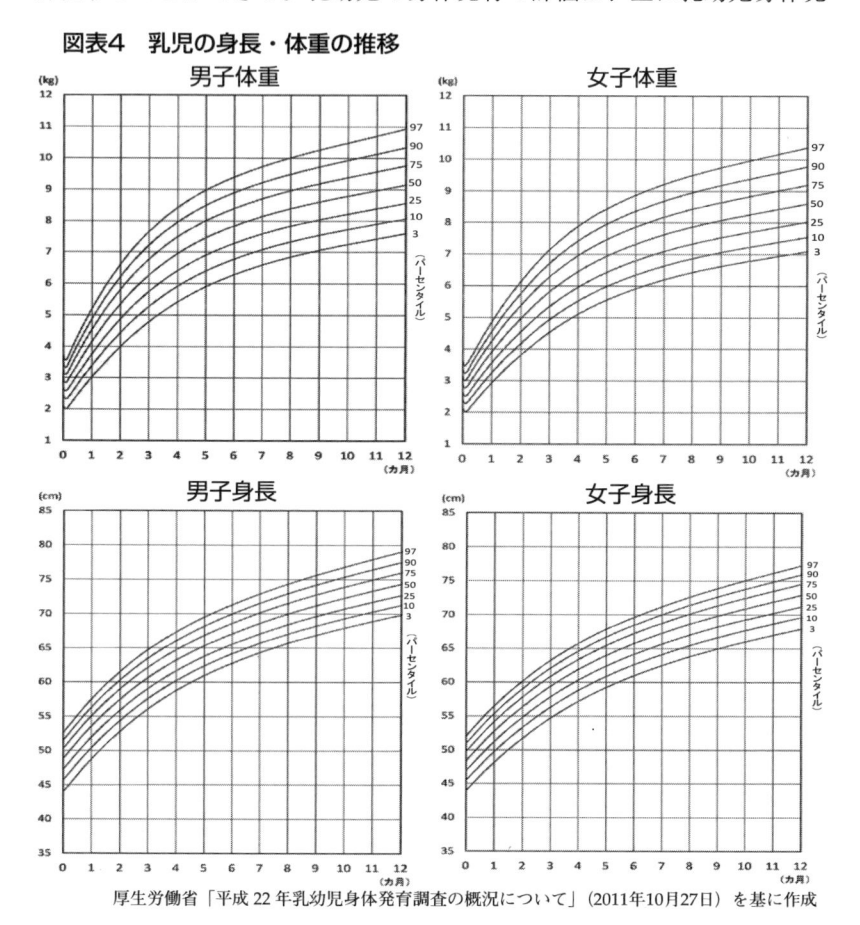

図表4　乳児の身長・体重の推移

厚生労働省「平成22年乳幼児身体発育調査の概況について」（2011年10月27日）を基に作成

育値（厚生労働省）を用いて行われる。乳幼児身体発育値はパーセンタイル値で表されており、この値から作成された乳幼児身体発育曲線は母子健康手帳にも掲載されている（**図表4**）。また、身長と体重のそれぞれを評価するだけでなく、身長と体重のバランスを評価するための指標として、カウプ指数とローレル指数が用いられている。

第3節　脳の発達

　脳はどのように発達していくのか。ヒトの脳は、生まれてから死ぬまで発達し続けるといわれている。新生児の脳重量は350g〜400gであるが、3歳で1000g、4〜6歳で1200〜1500gに発育する。脳が成人の大きさまで発達すると、その重さは体重の2％に当たり、エネルギーの消費量は全身で使う18％を消費する。そして唯一、脳のエネルギー源に当たる物質がブドウ糖であり、摂取すると脳が活性化される。身体が疲れたときに糖分を摂取すると元気になるのは、このためである。

　大脳新皮質の脳細胞の数は約140億個で、出生時にほぼそろっており、出生後には増えない。しかし、3〜4歳くらいまでに神経細胞間のネットワークが複雑化し、脳細胞の働きを助けるグリア細胞が増加して、脳の灰白質の体積が大きくなる。

　脳の酸素消費量は全身で使う酸素消費量の20〜25％を占め、その量は他の臓器と比べると7倍近くになる。万が一、事故や病気で脳に酸素が送り込まれないなどの場合は、命にかかわることになる。命が助かっても脳に大きなダメージが残り、脳の発達に大きな支障を来すこともある。ヒトの脳は、まず妊娠3週目頃に神経系が脳にでき始め、5週目頃に心臓が動き始めて妊娠2〜4カ月頃には脳の原型が出来上がる。7〜9カ月になると、見た目は大人の脳と同じ形になる。出産するときは数多くの神経細胞（神経細胞）が脳内にあるが、アポトーシスと呼ばれる計画

や管理された細胞死により、大人の細胞数のレベルにまで減ってゆく。

　男性と女性は性別を決めるために性染色体を1対持っていて、男性ではXY、女性ではXXである。男性ホルモンのテストステロンが、男女の性別を決定することに大きく関与している。

　脳の発達の過程では、神経細胞（ニューロン）が他の神経細胞と結合し、複雑なネットワークを作ってゆく。神経細胞どうしがくっつく場所がシナプスと呼ばれる（**図表5**）。2つの神経細胞はシナプスを介して、前の神経細胞から後の神経細胞へ神経伝達物質を使って情報を送り込んでいく。積極的に脳を使う学習体験を行うことが、神経細胞のネットワークを広げて、脳の発達につながっていく。例えば、言葉を覚えたり、話したりするときに使う言語野は、6歳くらいまでに急速に発達すると言われている。つまり6歳までは、さまざまな言語（外国語）を覚えることが容易であるものと考えられている。

　ヒトは言葉を話したり、書いたりすることができる。これは他の動物にはない、前頭葉が発達している人間だけの高次機能なのである。ヒトの成長において、健全な環境で育たなかった場合、脳は正常に発達しないことが報告されている。例えば、乳幼児のときに抱いてもらえなかったり遊んでもらえなかったりすると、正常な脳の発育をしなくなると考えられる。近年、子どもたちがすぐにキレることが社会問題になっているが、このようなことが原因の一つだとも考えられている。

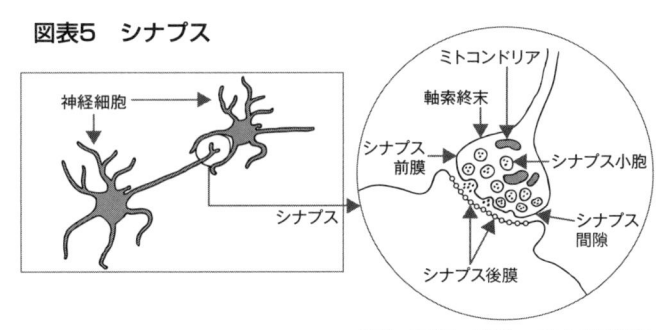

図表5　シナプス

出典：[本郷、2008] p.75を基に作成

図表6　情動の分化

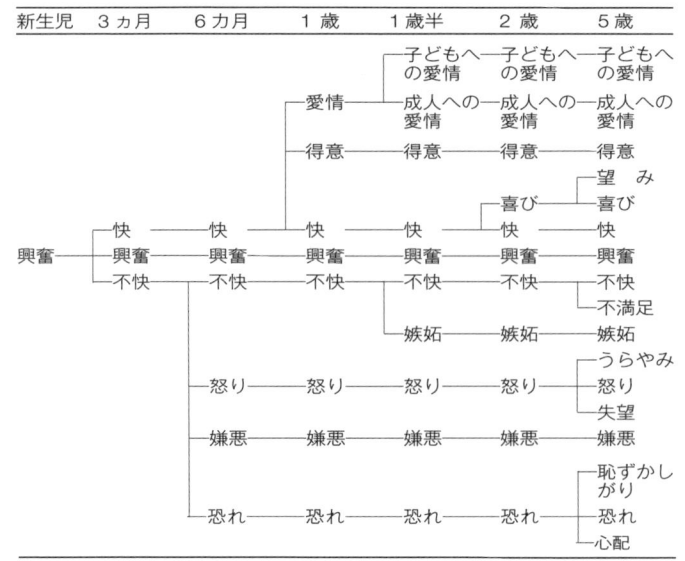

	新生児	3ヵ月	6ヵ月	1歳	1歳半	2歳	5歳
					子どもへの愛情	子どもへの愛情	子どもへの愛情
				愛情	成人への愛情	成人への愛情	成人への愛情
				得意	得意	得意	得意
						喜び	望み
							喜び
		快	快	快	快	快	快
	興奮	興奮	興奮	興奮	興奮	興奮	興奮
		不快	不快	不快	不快	不快	不快
							不満足
				嫉妬	嫉妬	嫉妬	嫉妬
							うらやみ
			怒り	怒り	怒り	怒り	怒り
							失望
			嫌悪	嫌悪	嫌悪	嫌悪	嫌悪
							恥ずかしがり
			恐れ	恐れ	恐れ	恐れ	恐れ
							心配

出典：[Bridges, 1932]

　脳の神経細胞は、生まれてから20歳くらいまでは同じ数であるが、それ以降は1日に10万個ずつ減っていくといわれ、80歳になると約40％減少する。老化は脳の大きさや重さを減少させる。また痴呆やアルツハイマー病にかかると、神経細胞の数は激減することも明らかになっている。脳は使わないと徐々に神経細胞が減っていくが、よく使うと活性化されて、神経細胞の減少を抑制できるものと考えられている。

　私たちは、日常、視覚・聴覚・触覚・嗅覚・味覚の五感のほかに内臓感覚などさまざまな刺激を受けている。そのような刺激は、感覚器で受容され、信号となって脳へ伝わり、それらの信号が脳内で統合される。そして、うれしい、悲しい、嫌悪などの情動が生まれる。一方、脳内では今までに体験したことの記憶がよみがえり、その記憶によって感覚刺激の情報が修飾される。そして、脳内で喚起された情動は、顔の表情や身ぶり、手ぶり、声などの行動、すなわち筋活動を起こす。また同時に、心拍数の変化、震え、神経性の発汗などの自律神経系やコルチゾール、

カテコールアミン分泌などの内分泌系の反応を引き起こす。

　情動とは、快、不快、喜び、悲しみ、怒り、嫉妬、恐れ等の感覚・感情に関わる主観的な経験を指す。新生児の情動は、最初、興奮状態にある。その後、快・不快の区別が芽生え、しだいに感情が分化し複雑になっていく（**図表6**）。生後6カ月頃までは、授乳後満腹になるとほほえんだり、空腹あるいはおむつが濡れたりした不快感を、泣いて全身で表現する。6カ月頃には、自分の世話をしてくれる人を識別できるようになり、それ以外の人に対して泣くといういわゆる「人見知り」が始まる。2歳過ぎには自我が発達してくるため、何でも自分でやりたがったり、親の言うとおりにしなくなる「反抗期」が出てくる。また4〜5歳になると、感情のコントロール（自己抑制）ができるようになる。

第4節　発達に影響する因子

　子どもの身体は、乳児期と思春期に急速に伸長するが、思春期には男子も女子も成人に向けて体つきや生殖器官の変化も始まる。このことを第二次性徴という。身体の成長と性の成熟のいずれにも、ホルモンが重要な役割を果たしている。またそれぞれのホルモンの分泌は、性や年齢に応じて互いに調整し合うしくみができている。

　成長をつかさどるホルモンの代表が、成長ホルモンである。また甲状腺ホルモンや性ホルモンも重要なホルモンである。

　心身の健康が保たれてバランスの良い栄養が取れていれば、通常は、標準成長曲線に示される範囲内での年齢相応の成長が見られる。また、両親の身長など遺伝的・体質的な要因を考慮する必要があるので、個々の成長の伸び率を継続して見てゆく必要がある。標準曲線から外れていくような場合には、病気などを疑ってみる必要があろう。

　内分泌機能、栄養状態、身体の健康状態に加えて、社会心理的要因で

も成長障害が起こることがある。代表的なものが、児童虐待やネグレクトなどの問題で、虐待を受けている子どもの身長が伸びないという現象（愛情遮断症候群）である。安心して生活のできる場所を確保することによって成長が回復する（catch up）。ホルモンの分泌にも愛情が必要であることは、脳の発達とともに極めて意義深いものがある。

また、成長ホルモンの分泌には日内変動が認められ、夜間の睡眠中に分泌される。十分な栄養、適度な運動、そして適切な睡眠がなにより大切である。近年、文部科学省は「早寝早起き朝ごはん運動」を推奨している。このように、国を挙げた取り組みによって、子どもの成長と発達が保障されようとしているのである。

【演習課題】

子ども期の成長と発達の特徴を述べなさい。

【引用・参考文献】

齋藤歖能・高橋健夫ほか『新しい保健体育』東京書籍、2011年

本郷一夫『発達アセスメント』有斐閣選書、2008年

水野清子・南里清一郎・長谷川智子・藤井香・藤澤良知・上石晶子編著『子どもの食と栄養』診断と治療社、2012年

三村寛一・安部恵子編著『保育と健康』嵯峨野書院、2009年

守屋國光『生涯発達論——人間発達の理論と概念』風間書房、2005年

K. M. B. Bridges, "Emotional development in early infancy", *Child Development*, 3, 193, pp.324-334

P. Hepper, *Introduction to infant development*, Oxford University Press, 2002

H. L. Hollingworth, *Mental growth and decline,* New York: D. Appleton & Co, 1927

第7章

出生前期の成長・発達

藤原　智子

第1節　胎児の発育

1．胎児の成長過程

　一般に排卵は月経周期（通常28日）の中間期に起こり、卵子は卵巣から腹腔内へ排出される。卵管内に取り込まれた卵子は、卵管膨大部で精子と融合（受精）して受精卵となるが、この受精卵は数日間かけて子宮内腔へと移動し、子宮内膜内に接着して埋没（着床）する（**図表1**）。この時期を妊娠1カ月（0～3週）とし、着床は3週頃で受精卵は胎芽と呼ばれる。

　妊娠2カ月（4～7週）になると胎盤が形成され始め、脳、目鼻口、手足、内臓など臓器の発生が進行する。妊娠3カ月（8～11週）になると胎児期に入るが、11週には胎児の身長は9cm程度となり、体幹や内臓の原型はほぼ完成され、中枢神経を含めた各器官の発達が始まる。妊娠4カ月（12～15週）には胎盤の初期形成が終了し、胎児は人間らしい体になり、手足もすでに動かしている。妊娠5カ月（16～19週）からは妊娠中期に入り、胎児には髪の毛や産毛、爪が生え始める。6カ月（20～23週）には身長が約30cmになり、母体の下腹部は膨らみ始め、母親は胎動を感じるようになる。妊娠8カ月（28～31週）からは妊娠後期に入り、神

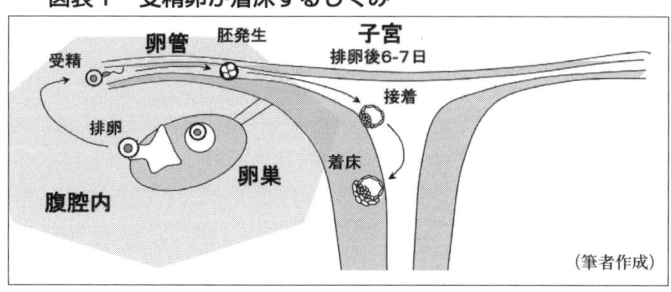

図表1　受精卵が着床するしくみ

（筆者作成）

経が発達してきた胎児は外の音や光にも反応するようになる。また出産に備えて、頭を上にした状態（骨盤位）から下に向ける正常位（頭位）となる。妊娠9カ月（32～35週）には内臓機能がほぼ完成し、体重2500g、身長45cmほどに成長する。妊娠10カ月（36～39週）になると、さらに成長した胎児の頭は骨盤内に入り、胎動が減って出産に備える。

２．先天異常

　先天異常とは、胎芽や胎児の発生・分化・発達の過程で生じた身体的異常で、外的因子（母体感染、母体疾患、薬剤、化学物質、食品、放射線などの環境要因）によるものと、染色体異常、遺伝子異常といった内的因子によるものがある。

　①ダウン症候群

　ダウン症候群は、21番染色体が3本あること（トリソミー）によって起こり、染色体異常の中で最も発生頻度が高く、母体の加齢により発生頻度が増加することが知られている。特徴的な顔貌を持ち、心身の発育に遅れが見られる。また高率に内臓の奇形を伴う。

　②ターナー症候群

　女児において、性染色体の欠失により起こる病態であり、低身長、二次性徴の欠如、早発閉経などの身体的特徴が現れる場合がある。

第2節　母性の栄養

１．妊娠期の母体の変化

　妊娠期間中に胎児は子宮内で成長を遂げ、分娩前には体重が約3000ｇ、身長約50cmの成熟児に達する。母体は、胎児や胎盤などの付属物も含めて、妊娠終了時に体重は約10kg増加する。子宮は妊娠の進行ととも

に増大し、妊娠6カ月には臍高に、妊娠9カ月には剣状突起の下数センチまで達して、胃腸などの消化器官を圧迫してくる（**図表2**）。

　妊娠中は体内に相当量の水の蓄積が見られ、血液および組織中の水分量も増加する。特に循環器系の変化は著しく、母体の心臓は肥大し、心臓からの血液拍出量は約1.3倍に増大する。循環血液量は妊娠12週ごろより増加し、妊娠34週で1.4倍に増加するが、その後分娩に向かって減少する傾向になる。分娩後（産褥）には6～8週間で非妊娠時のレベルまで低下する。これらの変化に対応して血管系は拡張するため、血圧はむしろ低下するが、不適切な食事などによりその機構が破綻すると、後述の妊娠高血圧症候群（妊娠中毒症）に見られる血圧上昇による母体の痙攣発作（子癇発作）や、胎盤機能不全による胎児の発育不全など、母体や胎児の生命が危険にさらされることがあり、注意を要する。また、循環系の変化に伴い腎臓の機能も亢進するが、負担がかかりすぎると蛋白尿を来し、また塩分が貯留して浮腫（むくみ）を生じ血圧上昇の原因となるため、妊娠中は塩分制限を考慮した食生活が重要となる。

２．胎児への栄養輸送のメカニズム

　胎盤の絨毛組織内には胎児由来の血管網が存在し、実際の物質交換は

図表２　妊娠の進行に伴う子宮の増大

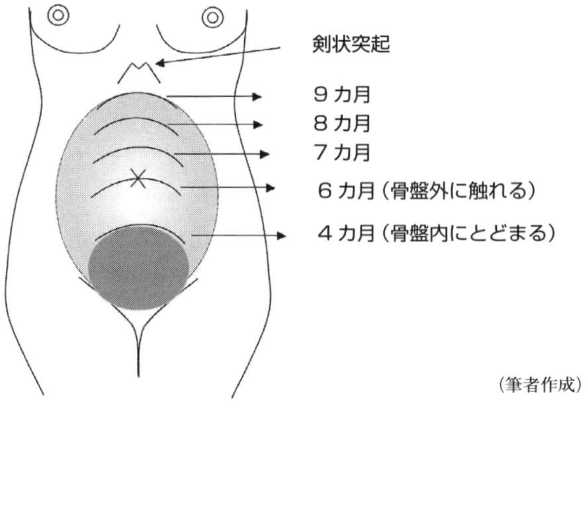

- 剣状突起
- 9カ月
- 8カ月
- 7カ月
- 6カ月（骨盤外に触れる）
- 4カ月（骨盤内にとどまる）

（筆者作成）

絨毛表面を覆っている栄養膜細胞と呼ばれる細胞層を通して、能動輸送や受動輸送による水、酸素、アミノ酸、糖、ビタミン、脂質および二酸化炭素や老廃物などの移送が行われる（**図表３**）。これらの物資移送機序の詳細はまだ完全には解明されていないが、妊婦の適正な食事を考えるに当たっては重要な機構である。

　胎児の場合は、動脈が老廃物を胎盤絨毛に運搬し、静脈が酸素や栄養分を胎児に運搬することになる。

３．妊娠期の食事摂取基準

　胎児の成長過程における妊娠女性の食事計画に当たっては、胎児の発育と母体変化の維持に必要な各栄養素の供給量が重要となる。母体の基礎代謝量の増加、胎児、胎盤などの増加成分を考慮すると、エネルギー量は、妊娠初期で付加量が+50kcalだが、しだいに増やし、妊娠末期では+450kcalとする。また、ミネラルのうち特に鉄は、胎児の発育や授乳期に備えて多めに摂取する必要がある。一方で、ビタミンAの過剰摂取は先天異常を起こす危険があるとされている。

図表３　絨毛を介した胎児への栄養輸送

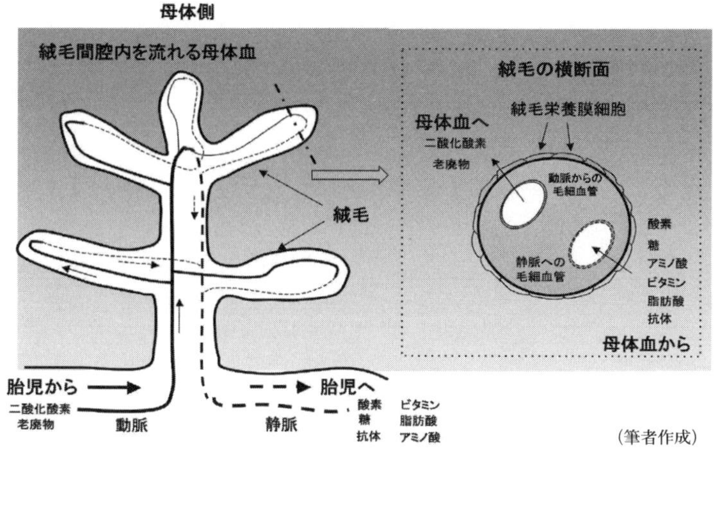

（筆者作成）

4．つわり

　つわりは、主に妊娠初期に見られる食欲不振、悪心、嘔吐、胸やけ、嗜好の変化、唾液の分泌過多などの生理的な症状である。つわりの原因ははっきりしておらず、また症状は個人差が大きい。つわりの発現は、妊娠2カ月の半ばからが最も多く、1～2カ月継続し、妊娠3～4カ月ごろに消失する。つわりは起床時や夕方空腹時に多く、食後に現れることもあり、その程度は経産婦に比べ初産婦に強い。また嗜好の変化は、一般に酸味のものを好むようになるなど顕著に現れる。食事は香りを抑え、香辛料などの刺激的な要素を含む食事もなるべく避け、また食事回数も少量を頻回に取るように心がける。症状が強い場合は、食欲があるときに流動性～半流動性の食事を適宜食べるようにする。糖質を主として、ビタミンやミネラルおよび水分を含む植物性食品、例えば果汁、野菜スープ、重湯や、牛乳、アイスクリームなどを冷たい状態で少量ずつ回数をこまめに分けて摂取するように試みる。

　しかしながら、消化器症状が重度で大量の電解質（ミネラル類）の喪失を伴う嘔吐が頻回に継続する場合は、生理的範囲を超えて危険な状態（妊娠悪阻）と診断され、治療を要する。

5．便　秘

　妊娠中に産生される代表的なホルモンとして、黄体ホルモン（プロゲステロン）が挙げられる。このホルモンは、妊娠初期では卵巣から、妊娠が進行すると胎盤から分泌されて、子宮内膜の維持に作用し、着床した胚の継続を維持するのみならず子宮筋の収縮も抑制して、妊娠の維持に重要な役割を演じている。黄体ホルモンは、子宮の平滑筋のみならず腸の平滑筋の収縮も抑制する作用が知られており、そのために妊娠期間中は腸の蠕動（ぜんどう）運動は低下し、一般的に妊婦は便秘の傾向となる。さらに妊娠が進行して、増大した子宮によって消化管臓器が圧迫されてくると、

胃痛、胸やけ、悪心などの胃症状に加えて、便秘症状が増悪することがある。便秘による骨盤内への便の貯留は、胎児頭部の骨盤内への正常な下降を妨げる要因にもなり得るので、妊娠期間中はふだんより食物繊維を多く含む食生活を心がけ、便通を促進することに留意する。

6. 貧血

前述のように、血液ならびに組織液中の水分量は、妊娠の進行に伴い増加するため、循環血液量は増加するものの、赤血球の濃度は相対的に減少し、妊娠時には軽度の貧血となる。これを妊娠貧血と呼んでいるが、しばしば生理的限界を超えた貧血に陥ることがある。一般に、貧血は初産婦より経産婦に多く観察され、特に、妊娠後半期には胎児における鉄の需要が増加するため、鉄欠乏性貧血が起こりやすい。妊娠中は鉄分を含んだ食事（レバー、肉、魚や大豆、卵、野菜、海藻等）を心がけるべきであり、貧血が強度な場合は鉄剤を服用する必要が生じる。またそのほかに、ビタミンB_{12}や葉酸の摂取も必要とされる。特に葉酸不足は、貧血のみならず妊娠初期の胎児の催奇形性にも関連することが知られており、妊娠前の段階から、ふだんより摂取することを心がける必要がある。

7. 肥満

(1) 妊娠によるインシュリン作用の変化

妊娠前から肥満である女性や、妊娠中に顕著な体重増加によって肥満妊婦となった女性は、妊娠・分娩に高いリスクを伴うと考えられている。正常妊娠においては、妊娠後期に血糖値を下げる働きのあるインシュリンホルモン作用が生理的に低下し（インシュリン抵抗性の増加）、その結果、胎児へブドウ糖が効率よく移行し、胎児の発育を助けるとされている。しかしながら肥満妊婦は、妊娠前からインシュリンに対する抵抗性が増しており（インシュリン作用の低下）、妊娠によって抵抗性がさらに増すと適正な血糖値のコントロールが困難となり、妊娠糖尿病の状態へと移

行する場合がある。妊娠後期に高血糖の状態が続くと、児の発育が過剰となり巨大児に成長する可能性があり、また高度の肥満は、後述の妊娠高血圧症候群（妊娠中毒症）を発症しやすいことも知られており、妊婦の肥満自体が問題となる。

　肥満妊婦の場合は、産道が脂肪組織によって狭くなっているため分娩進行が妨げられ、所要時間が長引くこと（遷延分娩）が多い。また、子宮の出口や膣壁に裂傷なども起こりやすく、分娩時の出血量が増加する傾向があり、注意を要する。

(2) 血栓症

　肥満妊娠女性で特に問題となるのは、下肢（主に太もも）の深部静脈に形成される静脈血栓（深部静脈血栓）と、それが血管壁から剥離して心臓を経由して肺まで運ばれ、肺動脈を塞ぐ肺塞栓症の発症である。重症の肺塞栓症では、肺での酸素交換が突然不可能となり、短時間で死に至る危険性が高い。妊娠中は静脈血栓ができやすい状況になっているが、肥満はさらにその確率を高める。帝王切開術の後にベッドで安静にしているときなど、一般に静脈血栓は血液の流れが滞ったときに形成される。

　術後に初めてベッドから立ち上がったときに、安静時に形成された深部静脈血栓が血管壁から遊離して心臓を経由して肺動脈を塞ぎ生命を失う事例が、近年日本でも欧米並みに増えてきている。長期のフライトで問題となっているエコノミー症候群は、同様の機序で起こる。根底に食生活の欧米化が考えられるため、肥満妊娠女性は分娩を迎えるに当たり、いわゆる"さらさら血液"の状態が保たれるように、カロリー制限のみならず脂質の過剰な摂取などは避けるようにすべきである。

8．やせおよび過度のダイエット

　近年、若年女性のやせ志向の高まりとともに、20歳代および30歳代女性における体格区分の分布が大きく変化し、「低体重（やせ）」（BMI＜

18.5)の割合が増加している。妊娠前の体格が「低体重（やせ）」や「ふつう」（18.5 ≦ BMI ＜ 25.0）であった女性で妊娠中の体重増加量が7kg未満の場合には低出生体重児（2500g未満）を出産するリスクが有意に高くなることが知られている。低出生体重児は全出生数のうち約1割と漸増傾向にあり、成人後に糖尿病や高血圧などの生活習慣病を発症しやすいという報告もある。

9．妊娠高血圧症候群（妊娠中毒症）

　従来、妊娠中毒症と呼ばれていた疾患は、日本産科婦人科学会によって2005年4月から「妊娠高血圧症候群」へと名称が変更になった。原因はいまだ解明されていないが、胎児のみならず母体の生命も危険にさらされる可能性もあり、注意を要する疾患である。妊娠高血圧症候群が進行すると、胎盤の機能が低下し、胎児の子宮内発育遅延が起こり、重度の場合は胎内死亡を来す。また、胎盤が分娩前に剥離する胎盤早期剥離も合併しやすく、この場合は剥離部への出血によって、胎児の生命のみならず母体の生命も危険にさらされる。また血圧の急激な上昇により、母体において全身の痙攣発作（子癇発作）も発症する場合があり、厳重な血圧のコントロールが求められる。

　妊娠高血圧症候群は、妊娠中の塩分や食事の過剰摂取によって発症しやすくなるとされ、食事管理が妊娠高血圧症候群の予防に重要と考えられている。特に、塩分は一日7.5gをめどにし、良質のたんぱく質を摂取するように心がけるべきである。

10．嗜好品の影響

(1) 飲酒

　妊婦が摂取したアルコールは、胎盤を容易に通過して胎児に移行する。母体内では、アルコールは肝臓でアセトアルデヒドに酸化され、さらに酢酸に分解され、最終的には水と二酸化炭素に分解されるが、胎児は肝

臓の機能が未熟なため分解処理能力が乏しく、アルコールやアセトアルデヒドの影響にさらされてしまう。

　妊娠初期に慢性的にアルコールを摂取すると、先天的な形態異常の原因になり、妊娠中期以降に摂取すると、胎児の成長障害を起こすとされる。少量の摂取は問題ないが、大量の飲酒であればあるほど危険性が増すことは明らかにされている。安全基準量についてははっきりしていないので、妊娠中は全期間を通じて過度のアルコール摂取は望ましくない。

　(2) カフェイン

　カフェインは、コーヒー、紅茶、日本茶やチョコレートなどに含まれており、その摂取により、容易に胎盤を介して胎児に移行する。カフェインの興奮誘導作用により、胎児の心拍数や呼吸数を増大させる可能性がある。現在のところ、妊娠中のカフェイン摂取が胎児に悪影響を与えるかどうかは明らかになっていないが、妊娠中は過度のコーヒーの摂取などは控えるべきである。

　(3) 喫煙

　妊娠中の喫煙は、胎児に悪影響があると考えられている。最も問題と思われる物質は、一酸化炭素とニコチンである。前者は赤血球中のヘモグロビンと結合して酸素の運搬能力を減少させ、後者は子宮や胎盤に血液を供給する血管を収縮させることにより、胎児に達する酸素や栄養分が不足すると推測されている。

　喫煙による心臓、脳、顔面の先天異常の増加も報告されており、乳児突然死症候群のリスクも高くなることが知られている。さらに、前置胎盤、胎盤早期剥離、早期破水、早産などの産科疾患の合併も起こりやすい。また、妊娠中に喫煙していた女性から生まれた小児には、身体的発育、知能の発達、行動の発達に問題がある確率が高まることも示されている。妊娠中は禁煙が原則であるが、家族などに喫煙者がある場合は受

動喫煙（他人が吸っている煙を吸い込むこと）でも胎児に悪影響を及ぼすので注意を要する。

第3節　分　娩

1．自然分娩のメカニズム

　自然分娩は、妊娠37週から42週未満の間に、自然の陣痛（子宮の収縮）の発来により始まることを指す。直立歩行をする人類は骨盤容積の拡大が限られた一方で、知能の発達により母体の骨盤に比して胎児の頭部容積が増大したため、出産に長時間を要する。陣痛発来のメカニズムはいまだ明らかでないが、リズミックな子宮の収縮運動である陣痛により、胎児の頭が骨盤を行き来して骨盤の形（骨産道）に合わせて頭骨が適度に変形（応形機能）し、また同時に母体の産道（軟産道）も損傷なしに変化して出産に至ることが知られている。陣痛が強くリズミカルになるにつれ、子宮の収縮によって子宮口が徐々に開き、全開大（10cm）に至る

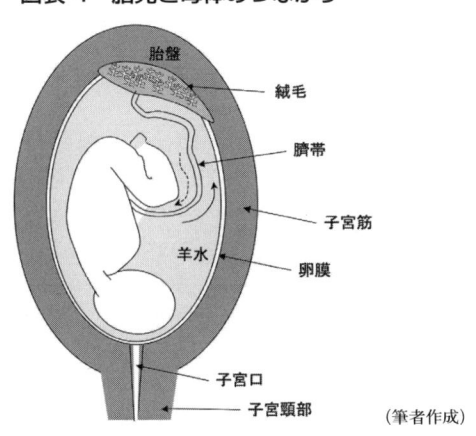

図表4　胎児と母体のつながり

（筆者作成）

と、胎児の一部、一般的には頭が骨盤内に下りてきて、胎胞の卵膜が破れて破水する（**図表4**）。同時に、母体には「いきみたい」という感覚が生じ、胎児はさらに下降する。やがて、児頭、肩の順に娩出が済むと、速やかに全身の娩出が完了する。陣痛発来から出産まで、初産婦で平均15時間、経産婦では7時間程度かかるが、2時間以内に終了する場合もある。その後、陣痛は急激に軽快し、児娩出によって不要になった胎児付属物（胎盤、臍帯、卵膜）は数分ではがれ、娩出され、分娩は終了する。

2．計画分娩

医学的な理由やなんらかの事情で、あらかじめ出産日を決定し、陣痛を人工的に誘発して出産する方法を計画分娩（誘発分娩）という。夜間や休日の出産を避けて分娩のリスクに迅速に対応できるようにするねらいもある。しかしながら、過度な陣痛促進は子宮破裂や胎児仮死のリスクを高めるため、計画分娩は慎重な管理と適用の下に行われるべきものである。

【演習課題】
　妊娠中の食生活で留意すべき点をまとめなさい。

【参考文献】
　岡佐智子・小川雄二編著『小児栄養』（保育士養成テキスト7）ミネルヴァ書房、2011年
　海野信也・渡辺博『母子保健学』診断と治療社、2003年
　厚生労働省「平成23年人口動態統計（確定数）の概況」2012年9月6日
　田中平三『日本人の食事摂取基準2010年版完全ガイド』医歯薬出版、2009年

第 8 章

乳幼児期の成長・発達

宅間真佐代

第1節 新生児・乳児期の栄養

1．新生児・乳児期の特性

(1) 身体発育

①体重・身長・胸囲

　出生時の体重は約3kg、生後1年で出生時の約3倍の9kgとなる。出生後一時的に体重が10％前後減少する。これを生理的体重減少という。原因としては、胎便や尿の排泄、不感蒸泄、母乳不足とされ、7～10日で出生時体重に戻る。

　出生時の身長は約50cmで、生後1年で約1.5倍の75cmとなる。身体発育の指標は、乳幼児身体発育曲線を用いる。

　胸囲は出生時約33cmであり、生後1年で約45cmとなる。胸囲は栄養状態を反映することから、乳児の栄養状態を知るのに役立つ。

②頭囲

　出生時の頭囲は約33cmで、生後1年で45～46cmとなる。出生時の頭蓋骨には間隙（大泉門、小泉門）があり、小泉門は生後3～6カ月頃に閉鎖、大泉門は生後1歳～1歳6カ月に閉鎖する。大泉門の早期閉鎖は小頭症などが疑われ、閉鎖遅延はくる病や水頭症が疑われる。

③生歯

　乳歯の発生は個人差があるが、生後6～9カ月頃から生え始め、1歳で8本、乳歯20本が生えそろうのは、2歳6カ月～3歳頃である。

(2) 消化機能

　新生児は唾液腺の発達が未熟で、唾液分泌も少なくアミラーゼの含量も少ないが、離乳食が始まり、でんぷんを摂取するようになると、アミ

ラーゼの分泌は急増する。

①胃・小腸

新生児期の胃は縦型で噴門括約筋が十分発達していないので、溢乳を起こしやすい。胃から分泌されるペプシンは、出生時には低いが、その後急速に増加する。小腸は栄養素を吸収するのに重要な臓器である。乳児の腸の長さは身長の6～7倍といわれ、成人の4～5倍に比べて長い。糖質の膜消化酵素（マルターゼ、スクラーゼなど）の活性は、出生時に成人のレベルに達する。ラクターゼの活性は胎児期より増加し始め、出生後まもなく最大値を示し、乳児期以降は活性が低下する。

②大腸

大腸では、水分や電解質の吸収が行われる。小腸で吸収されなかった内容物は、腸内細菌叢による作用を受けてふん便を形成する。新生児の腸は無菌であるが、まもなく細菌が増殖する。これを腸内細菌叢といい、母乳栄養児ではビフィズス菌が優位であるが、人工栄養児では、ビフィズス菌とともに大腸菌や腸球菌などが主要菌叢を構成する。

ビフィズス菌は、炭水化物を分解して乳酸、酢酸、ギ酸を産生して、大腸菌や他の病原性腸内細菌の増殖を抑え、腸内感染症による罹患率の低下に役立っている。

(3) 運動機能

新生児の大脳の機能は未熟なため、行動の大部分は反射によるものである。母乳を吸う（吸啜反射）、指を握る（把握反射）などは生まれつき備わった原始反射である。その後、身体や神経系の発達とともに運動機能が発達する。生後4カ月で首が座り、7カ月で寝返り、8カ月で座位、10カ月でつかまり立ち、1年で伝い歩きなどの粗大運動が発達する。また、模写や人物画を描くなど、目と手の協調運動である微細運動が発達する。

(4) 脳・免疫機能の発達

①脳神経

　脳の神経細胞の構築は、胎児期7カ月頃までに完了する。その後の脳重量や体積の増加は、神経細胞のシナプス形成、樹状突起形成、神経や軸索を支えるグリア細胞の増加、脳の血管の増加による。新生児の脳重量は350～400 gであるが、その後急速に成長して1～2歳で2.5倍、6歳で大人の95％に達する。

②免疫機能

　新生児の免疫機能は、細胞性免疫系では比較的発達しているが、免疫グロブリン産生細胞の分化は未発達で、抗原刺激に対する反応性は遅く、液性免疫系は特に未熟である。母親由来のIgGは生後6カ月で消失するため、感染症にかかりやすくなる。乳幼児は、風邪や他の感染症に罹患することで自ら免疫系を発達させ、成長していく。

(5) 精神発達

　精神機能の発達は、知能や思考と社会性（適応）や情緒面の変化から観察できる。乳児期の精神面の特徴は、神経、感覚、運動機能などの成熟とともに表情も豊かになり、言語、情緒、社会性などがめざましく発達することである。乳児期は大脳皮質が未発達なため、情緒や興奮のコントロールができない。情緒は環境に左右されやすい傾向にあり、性格形成にも大きく影響する。2歳頃になると自我が芽生え、自己主張が強まり反抗期を迎えるとともに、偏食や食欲不振が起こりやすくなる。

2．新生児・乳児期の栄養

　乳汁による栄養法には、①母乳だけで哺育する母乳栄養、②母親の就労や母乳不足などの理由で人工乳を加えた授乳法を行う混合栄養、③母乳不足や母乳禁忌、授乳障害などの理由で、母乳以外の乳汁で哺乳を行う人工栄養がある。

(1) 母乳栄養

母乳は、乳児の発達に必要な栄養素や、感染症などから守る免疫物質が多く含まれている。母乳栄養は、乳児にとって最も好ましい栄養法である。母乳は、乳児の生活リズムに合わせて、欲しがるときに欲しがるだけ与える自律授乳が望ましい。

①授乳間隔と回数

生後1週間の母乳の分泌量は極めて少量であり、授乳間隔は定まらず、乳児が欲しがるときに頻繁に授乳する。生後1カ月すると母乳分泌量が多くなり、授乳のリズムができ、3時間の間隔になる。生後3カ月頃には3時間半、その後4時間の間隔となり、1日6〜7回の授乳回数となる。

②母乳の飲ませ方

授乳の前には手を洗い、乳房を微温湯に浸したガーゼまたは脱脂綿、洗浄綿で拭き、乳房を吸わせる。片方の乳房が空になったら他方の乳房を吸わせる。1回の授乳時間は10〜15分くらいである。授乳後、残った乳は搾って捨てる。乳児は、母乳とともに空気を飲み込み吐乳しやすいため、縦に抱いたまま、あるいは肩に抱きかかえるようにして、軽く背中をたたいて排気を行う。

③母乳の保存

母親が就労している場合、母乳を搾乳して冷凍保存した冷凍母乳が利用されている。冷凍母乳を解凍しても、栄養成分や免疫物質にはほとんど変化は見られない。解凍する際、熱湯や電子レンジを用いると免疫物質が破壊されるため、水またはぬるま湯につけて解凍し、哺乳瓶に移し湯せん（40℃）で温める。細菌などの汚染を防ぐために、衛生面に配慮して搾乳・保存・解凍などを行う必要がある。

(2) 人工栄養

わが国の人工栄養は、大部分が調製粉乳で行われている。調製粉乳には、育児用粉乳、低出生児用ミルク、ペプチドミルク、フォローアップ

ミルク、特殊用途粉乳、先天性代謝異常症などの治療乳としての特殊粉乳がある。各社の育児用調整粉乳の調乳濃度は13～14％で、全授乳期間を通じて月齢に関係なく与える単一処方乳である。

調乳法には、家庭などで消毒した哺乳瓶を用い1回分を調乳する無菌操作法と、病院や保育園など1日分をまとめて調乳して、飲む直前に加熱消毒する終末殺菌法がある。いずれも、調乳後2時間以内に使用しなかったミルクは廃棄する。飲ませ方は母乳と同様である。

最新の衛生基準で製造された乳児用調整粉乳製品でも無菌の製品ではなく、正しい調乳と取り扱いをしなければ重い感染症（原因菌：Enterobactar sakazakii, Salmonella enteric）の原因となることに留意して調乳する。

(3) 低出生体重児の栄養

出生時体重が2500ｇ未満の乳児を低出生体重児といい、1500ｇ未満を極低出生体重児、1000ｇ未満を超低出生体重児という。早産児や低出生体重児では胎児期の栄養蓄積が十分でないため、経静脈栄養、経管栄養、強化母乳栄養などによる積極的栄養療法の導入が、乳児の合併症予防や成長・発達のために重要である。早産児のたんぱく質異化を抑制するには、生後数時間以内にアミノ酸1ｇ/kg/日、エネルギー30kcal/kg/日が必要であるといわれている。正常な胎児体組成と発育を維持するためには、さらに多くのエネルギーやたんぱく質が必要となる。

3．離乳期の栄養

離乳とは、母乳または育児用ミルク等の乳汁栄養から幼児食に移行する過程をいう。基本的な進め方については、「授乳・離乳の支援ガイド」（厚生労働省）の離乳の開始、離乳の進行、離乳の完了、離乳食の進め方の目安を参考にする（**図表1**）。離乳食は、乳児の発達状況や健康状態、環境等を考慮しながら進める。

図表1　離乳食の進め方の目安

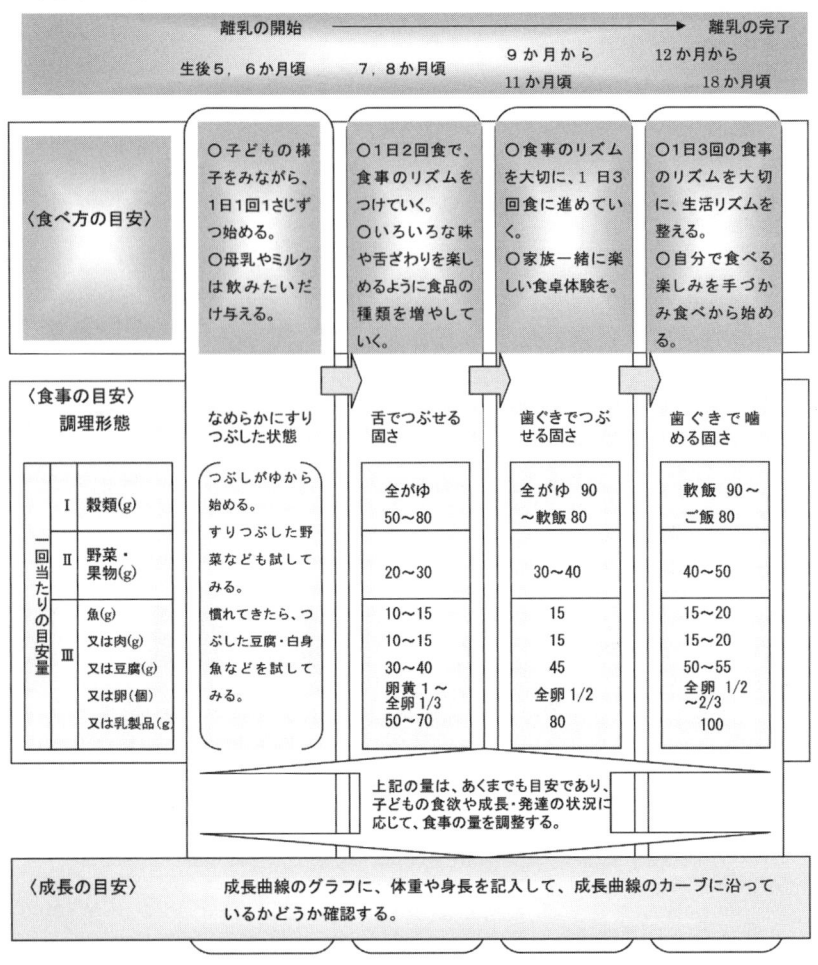

	離乳の開始 → 離乳の完了
	生後5,6か月頃 ／ 7,8か月頃 ／ 9か月から11か月頃 ／ 12か月から18か月頃

〈食べ方の目安〉

- 生後5,6か月頃：
  - 子どもの様子をみながら、1日1回1さじずつ始める。
  - 母乳やミルクは飲みたいだけ与える。
- 7,8か月頃：
  - 1日2回食で、食事のリズムをつけていく。
  - いろいろな味や舌ざわりを楽しめるように食品の種類を増やしていく。
- 9か月から11か月頃：
  - 食事のリズムを大切に、1日3回食に進めていく。
  - 家族一緒に楽しい食卓体験を。
- 12か月から18か月頃：
  - 1日3回の食事のリズムを大切に、生活リズムを整える。
  - 自分で食べる楽しみを手づかみ食べから始める。

〈食事の目安〉調理形態

調理形態	なめらかにすりつぶした状態	舌でつぶせる固さ	歯ぐきでつぶせる固さ	歯ぐきで噛める固さ
Ⅰ 穀類(g)	つぶしがゆから始める。すりつぶした野菜なども試してみる。慣れてきたら、つぶした豆腐・白身魚などを試してみる。	全がゆ 50〜80	全がゆ90〜軟飯80	軟飯90〜ご飯80
Ⅱ 野菜・果物(g)		20〜30	30〜40	40〜50
Ⅲ 魚(g)		10〜15	15	15〜20
又は肉(g)		10〜15	15	15〜20
又は豆腐(g)		30〜40	45	50〜55
又は卵(個)		卵黄1〜全卵1/3	全卵1/2	全卵1/2〜2/3
又は乳製品(g)		50〜70	80	100

上記の量は、あくまでも目安であり、子どもの食欲や成長・発達の状況に応じて、食事の量を調整する。

〈成長の目安〉　成長曲線のグラフに、体重や身長を記入して、成長曲線のカーブに沿っているかどうかを確認する。

出典：厚生労働省「授乳・離乳の支援ガイド」(2007年3月)

4．乳児期の食事摂取基準

　乳児期は成長・発達が著しいため、栄養状態について特段の配慮が必要である。特に、胎児期および乳児期の栄養状態が、成人後の健康状態に影響することに留意する。栄養状態を評価・計画する際には、成長曲

線に当てはめモニタリングしていくことが重要である。乳児期の推定エネルギー必要量は、身体活動に加えて、組織合成に要するエネルギーとエネルギー蓄積量の積として求められている。各栄養素に関しては、目安量として策定されている。目安量は、母乳中の栄養素濃度と健康な乳児の哺乳量の積を基に算定された。耐容上限量は、根拠データがないため設定されていない。月齢区分は、推定エネルギー必要量およびたんぱく質は月齢別の3区分、それ以外の栄養素は2区分で示されている。

5．乳児期の疾患

①鉄欠乏性貧血

低出生体重児や離乳期に発症することが多い。低出生体重児の場合は、母体からの鉄の供給が不足して起こる。離乳期の場合は、母体由来の鉄の消失と乳児の急速な発育のため発症する。

②乳児下痢症

乳児の下痢はウィルスによるものが多い。夏季にはエンテロウィルス、冬季にはノロウィルスによるものが多い。乳児の下痢は嘔吐や発熱を伴うことが多く、水分の補給には十分注意する。

③乳糖不耐症

小腸内にある乳糖分解酵素（ラクターゼ）の欠損により発症する。乳糖不耐症の乳児には、乳糖をグルコース、スクロースなどに替えた特殊ミルクを使用する。

④先天性代謝異常症

特定の一種類の遺伝子に先天的な異変が存在し、そのため物質代謝が障害されて症状を呈する疾患を先天性代謝異常症という。先天性代謝異常症には、フェノールケトン尿症、メイプルシロップ尿症、ホモシスチン尿症、ガラクトース血症、先天性副腎過形成症、先天性甲状腺機能低下症がある。先天性代謝異常症の早期発見を目的として、1977年から新生児にマス・スクリーニングが実施されている。

第2節 授乳期の栄養

1．乳汁分泌のメカニズム

　妊娠初期よりエストロゲン、プロゲステロンが分泌して乳腺が発達する。分娩後、これらのホルモンの分泌が低下し、乳児の吸啜刺激により下垂体前葉よりプロラクチン（乳汁産生）、下垂体後葉よりオキシトシン（射乳反射）が分泌し、母乳が分泌される。

　分娩後3～5日頃までに分泌される母乳を初乳といい、分娩後10日以降の母乳を成乳という。初乳が成乳に移行する期間の母乳を移行乳という。初乳は、成乳と比べ黄白色を呈し、粘稠性があり、感染防御作用のある白血球やラクトフェリン、ラクトグロブリンなど、神経系の発達に必要なタウリンなどのたんぱく質を多く含む。成乳は白色を呈し、粘稠性はないが乳糖は多い。

2．母乳栄養の利点

　①感染防御作用

　母乳には、白血球、マクロファージ、免疫グロブリン、ラクトフェリン、リゾチーム、トリアシルグリセロール、ムチン、ヌクレオチド、オリゴ糖、ビフィズス菌増殖因子などが多く含まれ、ウイルスや細菌の侵入を防御し、感染症を予防している。

　②消化吸収

　母乳に含まれる栄養素の大部分は、消化吸収されやすく肝臓や腎臓への負担も少ない。母乳中のたんぱく質にはカゼインが少なくソフトカードであるため、消化されやすい。また、母乳は同種たんぱく質であるため、アレルギーを引き起こす心配も少ない。

図表2　母乳育児を成功させるための10か条

1. 母乳育児の方針を全ての医療に関わっている人に、常に知らせること。
2. 全ての医療従事者に母乳育児をするために必要な知識と技術を教えること。
3. 全ての妊婦に母乳育児の良い点とその方法をよく知らせること。
4. 母親が分娩後30分以内に母乳を飲ませられるように援助をすること。
5. 母親に授乳の指導を十分にし、もし、赤ちゃんから離れることがあっても母乳の分泌を維持する方法を教えてあげること。
6. 医学的な必要がないのに母乳以外のもの（水分、糖水、人工乳）を与えないこと。
7. 母子同室にすること。赤ちゃんと母親が一日中24時間、いっしょにいられるようにすること。
8. 赤ちゃんが欲しがるときは、欲しがるままの授乳を進めること。
9. 母乳を飲んでいる赤ちゃんにゴムの乳首やおしゃぶりを与えないこと。
10. 母乳育児のための支援グループ作りを援助し、退院する母親に、このようなグループを紹介すること。

出典：日本ユニセフ協会ホームページを基に作成

③母子相互作用

　母乳による育児は、視覚、聴覚、嗅覚、感覚、触覚などを通して母親としての自覚や自信を持ち、子は精神的な安定感を得ることができるので、母子のきずなを深めることができる。

④母体の回復

　吸啜刺激により分泌されるオキシトシンは、子宮収縮ホルモンで平滑筋の収縮を促し、産後の子宮の回復を早める働きがある。

3．母乳栄養法の推進

　1989年、WHO/UNICEFの共同声明で「母乳育児を成功させるための10か条」が提唱され、母乳育児が世界的にも推進されている（**図表2**）。UNICEFは2006年、開発途上国で母乳だけで育てられた子どもは、人工栄養や混合栄養で育てられた子どもよりも、1歳まで生き延びる確率が3倍も高いという調査結果を明らかにした。

4．母乳の問題点

　①新生児生理的黄疸

生後2～3日に現れ、7～10日で消退していく。原因としては、母乳不足により乳児の排便が遅延し、ビリルビンの再吸収が増加することによる。黄疸が遅延する場合は、血清中のビリルビン値の検査を行い、他の病気がないかを確認する。

②新生児・乳児ビタミンK欠乏性出血症

生後7日までに発症する新生児ビタミンK欠乏性出血症（新生児メレナ）と、生後1～2カ月頃に発症する乳児ビタミンK欠乏性出血症がある。母乳中にはビタミンK含有量が少ないため、ビタミンKを多く含む緑黄色野菜、豆類などを多く摂取するよう心がける。また、母乳栄養児はビフィズス菌が多いため、ビタミンKの産生量が少なく、人工栄養児と比較してビタミンK欠乏性出血症を発症しやすい。現在は、ビタミンK_2シロップの経口投与が実施され、発症を予防している。

③飲酒と喫煙

授乳中に飲酒すると、血中にアルコールが排出され、乳児が急性アルコール中毒となるため、飲酒は控える。また、母親の喫煙および受動喫煙によりニコチンが母乳中に分泌され、乳児が一酸化炭素中毒、不眠、頻脈、下痢、嘔吐などの症状を訴えることがある。授乳中の飲酒および喫煙は、乳児への影響を考え控えるべきである。

④ウイルス感染症

成人T細胞白血病（ATL）やAIDS（HIV：ヒト免疫不全ウイルス感染症）は母乳感染するため、人工栄養が勧められている。

⑤授乳障害と授乳禁忌

乳児側の障害として、哺乳力が弱い、口蓋奇形、低出生体重児、脳障害などがある場合は、授乳できないため搾乳して飲ませる。母親側の障害としては、乳頭奇形、乳腺炎、乳頭亀裂などがある。授乳禁忌としては、母親が結核などの伝染病により乳児に感染する恐れのある場合や、悪性腫瘍、糖尿病、慢性腎炎、甲状腺機能亢進症、心臓病、精神病、てんかん等の薬を服用している場合は、授乳を中止する。

第3節　幼児期の栄養

1．幼児期の特性

　幼児期の身体発育は、乳児期に比べ緩やかである。身体諸器官の発育速度を表すものとしてスキャモンの発育曲線があるが、幼児期では、神経系、リンパ系、一般系の発育が著しい。身長は、1～2歳で約12cm、3～4歳で約7.5cm、5～6歳では約6.5cm伸びる。体重は1～2歳で約2.5kg、それ以降で約2kg増加する。身長と体重の評価は、カウプ指数や身体発育曲線により評価できる。

　運動機能では、脳神経系、筋肉、骨格などが発達し、歩行や階段昇降などの粗大運動や、描写やボタン掛けなどの微細運動が発達する。また精神機能の面では、神経系の発達に伴い、情緒、言語、知能、社会性が発達する。2～3歳では自我が芽生え、自己主張をするようになる。

2．食事摂取基準

　幼児期は乳児期に続いて発達が著しい時期で、栄養状態に十分な配慮が必要である。また、栄養状態の評価・計画は乳児期と同様に行う。幼児期の身体活動の区分は1区分（普通はⅡ）で、推定エネルギー必要量は乳児期と同様の考え方で求められている。たんぱく質は、推定平均必要量と推奨量が示され、基準体重を維持するのに必要な維持必要量と、成長に伴い蓄積される蓄積量から、要因加算法により算出されている。脂質は、総エネルギー量の比率により求められており、ビタミン、ミネラルは、成人と同様、推奨量と目安量が示され、耐容上限量が設定されている。幼児は成人と比較した場合、エネルギーおよびたんぱく質、鉄、カルシウムの必要量が、体重1kg当たり2～3倍多い。しかし、幼児の

胃の容量は小さく、消化吸収能力も未熟で、3回の食事では十分な栄養素を補給できないため、1～2回の間食が必要である。

3．幼児期の疾患

①偏食

2～3歳になると、自我が芽生え食べ物の好き嫌いを示す。好き嫌いが激しく特定の食品だけを食べ、健康上の問題が生じた場合を偏食という。対応としては、離乳期に多くの食体験をさせるとよい。偏食は固定されないため、食環境に配慮し、無理強いせず気長に対応することが望ましい。

②う歯

口腔細菌（streptococcus mutans）が糖質などを分解し、デキストランを形成して歯垢を付着させ、口腔内を酸性にしてエナメル質を溶かし虫歯になる。虫歯の発生は、感染症や食欲不振、消化不良などを引き起こすため、予防としてブラッシングやフッ素塗布を行う。

③肥満

摂取エネルギー量を消費エネルギーが上回った状態が続き、脂肪組織が過剰蓄積された状態をいう。小児肥満の95％が単純性肥満である。

幼児期の肥満は成人肥満へ移行しやすいため、適切な対応が必要となる。対応としては、成長・発達段階に配慮し、極端な食事制限は避け、外遊びを増やすなどして肥満度を下げる。

【演習課題】

1．無菌操作法と終末殺菌法の調乳方法の違いについて考えてみよう。
2．離乳食の進め方の目安や食品の種類と組み合わせについて調べてみよう。
3．ベビーフードの長所と短所について調べてみよう。
4．母乳が乳児にとって最適な栄養法である理由を考えてみよう。

5．授乳期の食生活で配慮すべき事項について考えてみよう。
6．幼児期の食生活の問題点（偏食など）について考えてみよう。

【引用・参考文献】
上田玲子編著『新版　子どもの食生活』ななみ書房、2012年
大中政治編『応用栄養学』（エキスパート管理栄養士シリーズ）化学同人、2012年
奥田あかり・上山恵子・尾関清子『応用栄養学』（健康・栄養系教科書シリーズ）化学同人、2011年
厚生労働省『日本人の食事摂取基準〔2010年度版〕』第一出版、2011年
五明紀春・渡邉早苗・山田哲雄・吉野陽子『応用栄養学』（スタンダード人間栄養学）朝倉書店、2010年
髙内昌子・今津屋直子編『子どもの食と栄養』保育出版社、2011年
堤ちはる・土井正子編『子育て・子育ちを支援する子どもの食と栄養』萌文書院、2012年
灘本知則・宮谷秀一編『応用栄養学』（新食品・栄養科学シリーズ）化学同人、2012年
西村昂三編著『わかりやすい小児保健〔第2版〕』同文書院、2009年
布施眞里子・篠田粧子編『応用栄養学』（食物と栄養学基礎シリーズ）学文社、2012年

第 9 章

学童期・思春期の成長と発達

矢野　正

第1節 学童期の栄養(5歳〜11歳)

　小学生を児童・学童と呼ぶことが多いが、小学生から高校生までを学童期と呼ぶこともある。また、女子では8〜18歳頃、男子では10〜19歳頃の第二次性徴の現れる頃のことを思春期という。

1．学童期の特性

　学童期は、一般には6歳(小学校就学後)〜12歳(中学校就学前)までを指す。小学校の時期なので、学童期(school age)という。学校教育法では、小学生を児童という。学齢期という言い方もあり、この場合は、小・中学生を指す。学童期はまた児童後期とも呼ばれ、やはり6歳から12歳頃までである。

　この時期は、ピアジェの「具体的操作期」、エリクソンの「〈勤勉性〉対〈劣等感〉」の段階に相当する。シュトラッツによれば、この時期は、身体の成長に関しては第二次充実期(8〜10歳)であり、性的には男と女の特徴がはっきり現れる両性的子ども時代(8〜15歳)の始まる時期であり、乳歯が永久歯へと生え変わる永久歯期(8〜20歳)である。フロイトの心理性的発達段階では「潜在期」でもある。児童期は同性どうしでまとまる傾向があり、異性に対する関心はあまり目立たない時期である。

2．栄養状態の評価と判定

　「食生活指針」(2000年)の学童期の子どもの食生活指針は、**図表1**のとおりである。この指針では、学童期を「食習慣の完成期としての食事」として位置づけている。

　この時期の食事内容は、子どもの発育や健康への影響が大きい。家庭での毎日の食事や学校給食が、子どもの将来の健康につながることを理

図表1 食生活指針「学童期：食習慣の完成期としての食事」

・1日3食規則的、バランスのとれた良い食事
・飲もう、食べよう、牛乳・乳製品
・十分に食べる習慣、野菜と果物
・食べ過ぎや偏食なしの習慣を
・おやつには、いろんな食品や量に気配りを
・加工食品、インスタント食品の正しい利用
・楽しもう、一家団らんおいしい食事
・考えよう、学校給食のねらいと内容
・つけさせよう、外に出て身体を動かす習慣を

出典：厚生省健康増進栄養課「対象特性別健康づくりのための食生活指針」1990年

解させ、日常の食事の重要性を学ばせることが大切である。さまざまな加工食品や調理済み食品が食卓に登場し、本来の食材の姿が分からないまま、あるいは食材名が分からないまま口にしている場合が多い。日々の家庭の食事で、素材から調理過程を経て、おいしい料理に代わるすばらしい感動、喜び、驚きなどを子どもに体験させることも必要である。

また、核家族化の進行により、祖父母を囲んで伝承されてきた食事を取る機会が減り、さらに、それぞれの地域で伝承されてきた行事への参加も少なく、その際に食されてきた食べ物を口にすることも少なくなってきている。食事は、朝・昼・夕食の3食の栄養バランスがとれていることが望ましい。

なお児童期は、ほとんどの子どもが昼食は学校給食を喫食している。そこでの食事は比較的バランスの良い食事であり、栄養素も適量を確保できる。素材から丁寧に調理し、既製品はいっさい使わないといったこだわりのある学校・園もある（食育）。したがって、家庭での朝食・夕食の取り方をより注意する必要があろう。

この時期の子どもの栄養指標として用いられることが多いのは、ローレル指数〈体重 (kg)／身長 (cm)^3 × 10^7〉である。これは学童期の発育状態を知る目安としてよく使われている。注意点としては「判定結果」はあくまで「目安」であるということである。中学1年前後では、標準は

約50％で全体的にやせ気味に推移する。思春期を迎える頃になると、性別による違いが出てくる。スポーツ等で筋力も発達してくるので、筋肉質なのか脂肪太りなのかは、この指数で測ることは難しいとも言われる。

3．栄養障害

栄養障害とは、体が必要とする栄養素が欠乏することで、食事による供給の不足、吸収障害、体内での利用障害などが原因となり、正常な代謝が行えない状態になることをいう。

(1) 栄養失調症

摂取する熱量が、体の要求を満たすのに十分でない場合や、摂取する量は足りていても、それが十分に吸収・利用されない場合には、栄養不足の状態になり、栄養失調症となる。摂取熱量の不足による栄養失調症は、わが国でも戦争中や戦後には多く発生したが、現在ではほとんど見られないと言ってよい。症状は徐々に起こってくるが、自覚症状としては、倦怠感、無気力、脱力感があり、体重はしだいに減少し、体温も下がり、脈が少なくなる。やがて、むくみ、貧血、下痢が現れ、末期には昏睡状態になって死亡に至る。病状が軽いうちであれば、十分な熱量とたんぱく質（卵、牛乳、肉など）を与えれば、容易に回復が可能である。

(2) ビタミン過剰・欠乏症

水に溶けるビタミン（B_1、B_2、B_6、Cなど）は、一度に大量摂取しても、余分は尿や便中に排泄されてしまうので、私たちの体にほとんど害はない。しかし、脂肪に溶けているビタミン（A、D、K）などは、大量に摂取すると、過剰分は体の内部に蓄積されてしまうため、いろいろな障害を引き起こすことになる。最近は、高単位のA、Dの薬剤が市販されているので、知らない間に大量に用いすぎて過剰症を起こす危険性がある。

ビタミンAが不足すると、薄暗い所で物が見えにくくなる。これが夜

盲症（俗に言う「とりめ」）である。さらにビタミンAの欠乏が進むと、目の結膜・角膜の表面が乾燥して白く濁り、軟化し、潰瘍を作り失明する。皮膚は、上皮が角化してサメ肌のようになり、粘膜の細菌の感染に対する抵抗力が弱まり、風邪などにかかりやすくなる。ビタミンAを豊富に含む肝油や製剤などを服用させたり、治療にビタミンAを与えるとよい。ビタミンAは、肝臓、バター、卵黄などに豊富に含まれている。

　食事として取ったビタミンDは、腸から吸収される。また、皮膚にあるプロビタンDは、紫外線を受けてDになる。Dはカルシウム、リンの腸からの吸収を促し、骨の石灰化を助ける働きをしてくれる。このため、ビタミンDが欠乏し、また紫外線が不足すると、骨が石灰化し、発育が妨げられ、くる病が起こる。わが国では、日光照射の少ない北海道・東北・北陸地方に発生が見られたが、現在は少なくなっている。

(3) 太りすぎ

　太りすぎというのは、体に余分の脂肪がたまっている状態である。つまり栄養の取り方が多く、運動による消費が少ないので、体に脂肪がたくさん残ってたまる。

　太りすぎはホルモンのせいだと思っている人も多いが、ホルモン異常の太りすぎはまれであり、食べすぎによる脂肪の付きすぎがほとんどである。近年の都市化現象と交通事情は、子どもたちから遊び場を奪う結果となっている。子どもたちの運動量は低下し、エネルギーの消費が少なくなり、その供給源である脂肪が増えていくのである。

　太りすぎには「太りやすい体質」が関係していることも、確かに考えられる。例えば、病気やけがで長い間寝ている子どもは、ふだんより食欲が低下して、食事量とエネルギーの消費量のバランスが自然にとれるが、太りやすい体質の子どもは、バランスをとるのが下手で太りやすい。戸外で遊ばせることはもちろん、手伝いなどはキビキビやるようにしつけ、積極的な生活態度を養わせるようにしたい。

第2節 思春期の栄養（8・9歳〜17・18歳）

1．思春期の特性

　思春期とは、二次性徴の始まりから終わりまでの時期を指す。便宜上、12〜15歳を思春期と言うこともあるが、性差や個人差が大きいため、発達段階とは別の概念で成熟度を表すために用いられることが多い。

　日本人の場合、男性では11〜18歳、女性では10〜16歳くらいが思春期に当たるが、日本産科婦人科学会では、おおむね8・9歳頃から17・18歳頃までとしている。また青年期前期という言い方もある。

　思春期（puberty）は、胎生期と乳児期に次いで発達が急激であり、身体的にも精神的にも諸能力が成人の域にまで到達する。この時期は、ピアジェの「形式的操作期」、エリクソンの「〈同一性〉対〈役割の混乱〉」の段階に相当する。フロイトは、この時期を「性器期」と名づけている。シュトラッツによれば、この時期は、身体の成長に関しては「第二次伸長期（11〜15歳）」であり、性的には「両性的子ども時代（8〜15歳）」が終わって男女の性徴が完結する「成熟期（16〜20歳）」である。この時期の前半には、身体面でも精神面でも著しい変化が現れる。青年期が「疾風怒濤（storm and stress）の時代」として特徴づけられるゆえんである。

2．精神・心理的変化

　思春期には、身体的な面と精神的な面とのアンバランスから、その発育は第二次反抗期となって現れる。自己をコントロールすることが難しいといった点では、幼児期に近いかもしれない。また、非常に自意識の高まる時期でもあり、自分や自分の体に関心を持ち、食行動にも影響を及ぼす。食欲不振や過食・拒食などが多く見られる時期でもある。

図表2　学童期・思春期の食品構成　　　　　　　　　　　　　　　　（単位：g）

		6～7歳 男	6～7歳 女	8～9歳 男	8～9歳 女	10～11歳 男	10～11歳 女	12～14歳 男	12～14歳 女	15～17歳 男	15～17歳 女
第1群	魚・肉	60	60	80	80	100	100	140	140	140	140
	卵	40	40	50	50	50	50	50	50	50	50
	豆類（絹ごし豆腐）	20	20	20	20	30	30	40	40	40	40
第2群	牛乳	300	300	400	400	400	400	500	500	350	350
第3群	緑黄色野菜	120	120	120	120	130	130	130	130	150	150
第4群	その他の野菜・海藻	150	150	150	150	170	170	170	170	200	200
	果物	80	80	80	80	100	100	100	100	100	100
第5群	穀類[1]	240	220	250	230	330	260	350	300	400	330
	いも類	50	40	50	40	70	70	100	70	100	70
	菓子類[1]	30	20	40	30	60	50	80	60	100	60
	砂糖[2]	7	7	10	10	10	10	13	10	15	10
第6群	油脂類（種実類を含む）[3]	10	10	15	15	15	15	20	15	25	15

注1）各人に必要なエネルギー量は、体格、生活の仕方、運動量などによって大きく作用されるため、あまり分量にこだわる必要はない。
注2）強いて用いる必要はない。取りすぎないよう注意。
注3）第5群と第6群はいずれもエネルギー源となるので、両者の比率は個々の食習慣、嗜好などを尊重して、幾分増減する。
出典：[水野、2012] p.145を基に作成

3．栄養所要量

　栄養所要量は、国民が健康を維持し、十分な生活活動を営むために摂取することが望ましい量として、性・年齢・生活活動強度別に、また特に妊娠期・授乳期の熱量、たんぱく質、脂肪（脂肪エネルギー比率として）、カルシウム、鉄、ビタミンA・B_1・B_2・C・D、ナイアシンの量を示したもので、科学的に推定される栄養必要量に安全量を加算した値である。厚生労働省公衆衛生審議会が策定検討委員会の答申を受けて、5年に1度改定するのが、日本人の栄養素の所要量であり、2000年から第6次の改定のものが使われている。いくつかの栄養素については摂取上限量が示され、新たに「食事摂取基準」（dietary reference intake：DRI）とされた。**図表2**は、食事摂取基準から計算される望ましい食品構成である。

4．食生活上の問題

（1）朝食の欠食

　2008年度の国民健康・栄養調査結果によると、朝食を欠食する小・中学生の割合は、男女ともわずかではあるが減少している。しかし、「朝

食を1人で食べている状況」について「よくある」と「ときどきある」と答えた者を「朝食を1人で食べる」グループ群として捉えると、中学生では男子42.3％、女子43.1％で、高校生では男子が59.7％、女子が60.0％となっている。朝食を欠食する理由については「朝、起きるのが遅いので、食べる時間がない」と答えた者が最も多く、次いで「食欲がない」「ふだんから朝は食事をしない」の順であった。

(2) 個食・孤食・固食などの問題

　食に関する問題は家族が中心となって担うものであり、家族いっしょの食事は家庭教育の第一歩であるとともに、大切な家族のコミュニケーションやしつけの場でもある。家族がいっしょに決まった時間に食卓を囲むことは、生活リズムの改善、食欲増進、食事のマナー、作ってくれた人への感謝の気持ち、さらに食材への興味から地域とのきずな、食文化の継承など多くのメリットがある。

　しかし、子ども一人で食べる「孤食」、自分個人の好きなものだけを食べる「個食」、いつも同じものばかり食べる「固食」、食べる量が少ない「小食」などの問題は、栄養バランスも乱れがちになり、身体の健康や発育に影響を及ぼす。また、コミュニケーションの場となる食卓を囲む機会の減少により、家族関係も希薄になり、精神の健康や発達にも影響を及ぼすこととなる。

(3) 間食・夜食

　思春期の生徒にとって、間食は単に栄養素の補給だけでなく、精神面に対し果たす役割が大きい。間食の与え方も「時間を決めて」与える家庭が減少し、間食に対する対応の仕方は変わってきつつある。特に中・高生女子の「ながら食べ」の傾向は強く、約半数に認められている。

　間食の内容としては、子どもに望ましいとされる牛乳や果物は少なく、スナック菓子、菓子パン、クッキー、清涼飲料水などが増加している。

砂糖、脂肪、食塩の過剰摂取は、虫歯や肥満の原因となる。

　学習塾など学校以外での子どもの活動が増え、夕食も含め、食事のリズムや生活リズムを規則的にすることがますます難しくなってきている。子どものライフスタイルは夜型に移行しており、2006年度では、中学生男子が23時10分、女子で23時30分、高校生では男子0時4分、女子で0時12分と、学年が進むにつれ就寝時刻が遅くなっている。小学校5・6年〜中・高生までは、女子のほうが男子より就寝時刻が遅く、特に中学生では女子の就寝時刻が男子より20分遅い。夕食欠食や栄養素バランスの良い食事を取らないため、就寝までの間に夜食を取ることが生じる。これは、朝食時の食欲不振、朝食欠食の原因となっている。

(4) 貧血

　成長の著しい中学生や高校生には、鉄欠乏性貧血が見られる。発育に伴い鉄の需要が増加するにもかかわらず、それに見合うだけの鉄が摂取されていないことが背景にある。学童期・思春期女子の場合、やせ願望から、減食したり欠食したりするなどにより、栄養バランスを失い、貧血を招きやすい。学童期・思春期の栄養状態が、将来の母性機能（妊娠および出産）に影響を及ぼすことも考えられるため、健康的な生活を送るための栄養教育が大切である。

(5) やせ願望と肥満

　ほとんどの肥満は、栄養過多や運動不足による単純性肥満であるが、思春期の肥満は成人の肥満につながる可能性が高いことから、放置してはいけない。思春期の子どもたちの食事は洋風料理が多い傾向があり、脂肪のエネルギー比率は高く、糖質のエネルギー比率は低い傾向にある。魚より肉、硬い物より柔らかい物を好む傾向もある。学校給食、家庭科教育、保健体育科等の授業を通じて、食育に関する指導を丁寧に行い、それを家庭へも働きかけていくことが必要である。

一方で、強いやせ願望から、近年ダイエットを行う子どもも増えている。またその傾向が低年齢化していることも懸念される。

(6) 摂食障害

　思春期は、心身の発育・発達のアンバランスから心理的に不安定となりやすく、食行動に異常を来すことがある。摂食障害は、学童期後半から思春期の女子に発症しやすい。

　摂食障害は、大きく2つに分けられる。食べる量を極端に制限してしまう神経性食欲不振症（拒食症）と神経性過食症である。

　神経性過食症は過食した後、自己誘発性の嘔吐、過度の下剤や利尿剤の使用、あるいは過食後の断食や過度の運動などが見られる。指の吐きだこや月経不順なども認められることがある。原因は不明であるが、小さい頃からの成育歴、家族、学校生活における成績に関することや教師との相性、友達関係によるストレスなど、さまざまな要因が考えられる。

5．栄養状態の評価と判定

　前述の「食生活指針」では、思春期を「食生活の自立期としての食事」として位置づける（図表3）。思春期の子どもは、朝食の欠食や夜食の増加が目立つ傾向にある。学童期から思春期は、発育・発達の途中であるが、発育程度や活動量、嗜好など個人差も見られる。季節感や地域性も

図表3　食生活指針「思春期：食生活の自立期としての食事」

・朝、昼、晩いつでもバランス良い食事
・進んでとろう、牛乳・乳製品を
・十分に食べて健康、野菜と果物
・食べ過ぎ、偏食、ダイエットにはご用心
・偏らない、加工食品、インスタント食品に
・気をつけて夜食の内容、病気のもと
・楽しく食べよう、みんなで食事
・気を配ろう、適度な運動、健康づくり

出典：厚生省健康増進栄養科「対象特性別健康づくりのための食生活指針」1990年

考慮しながら食事指導を心がけたい。

　この時期の栄養状態の評価指数として、BMI（Body Mass Index）がある。BMIの計算式（〈体重〉／〈身長〉^{2}）は世界共通であるが、肥満の判定基準は国により異なる。WHOでは、BMIが25以上を「標準以上（overweight）」、30以上を「肥満（obese）」としている。日本肥満学会は、22の場合を標準体重とし、25以上を肥満、18.5未満を低体重としている。

第3節　生活上の問題

1．薬　物

　覚醒剤乱用による障害の主な症状には、幻覚や妄想、フラッシュバックをはじめとする精神障害、瞳孔散大、血圧上昇、食欲低下、静脈炎などがある。私たちがふだん使う薬には、それぞれ使用目的があり、症状や年齢に応じて服用する量や回数が異なる。体質に合わない薬を飲むと、副作用が出ることもある。薬を医療の目的から外れて使用したり、シンナーや覚醒剤、大麻など、法律で禁止されている薬物や化学物質を、快楽や遊びで不正使用することを薬物乱用という。

　近年、急速な国際社会の進展によって、大麻やコカイン、ヘロインなどの薬物が国内に持ち込まれるようになった。また、芸能人が逮捕されるなど、薬物乱用は、青少年の犯罪などに結びつく社会問題にもなり、深刻な事態となっている。孤独や不安からの逃避、ダイエット、快感などを求めて、軽いファッション感覚で手を出すケースが増えている。

　薬物乱用の恐ろしさは、脳の働きを麻痺させ、思考力・判断力が鈍る、運動機能を低下させるなどである（**図表4**）。また、薬物は依存性が強く、乱用すると、薬物なしではいられない状態に陥ってしまう。このようにして、薬物乱用と薬物依存は悪循環をもたらし、正常な家庭生活、社会

図表4　乱用薬物と主な症状・中毒症状

薬　物	主な症状	中毒症状
有機溶剤（シンナー、トルエンなど）	眠気、意識不明、頭痛、目まい	頭痛、不眠、目まい、精神依存
大麻（マリファナなど）	精神の異常、幻覚	判断力・記憶力・集中力の低下、無感動、無気力
コカイン	誤った疲労感の消失・多幸感、頭痛	消化器障害、不眠、幻覚・妄想を伴う精神障害

出典：［齋藤・高橋、2011］p.78 を基に作成

生活などができなくなるのである。

　薬物乱用のきっかけは、好奇心や興味から始まることから、正しい情報でその恐ろしさを知り、体に及ぼす害を理解することが大切である。それだけでなく、仲間などからの誘いを断り、絶対に手を出さない勇気を持つことも肝要である。薬物乱用は、家庭を崩壊させたり、社会生活を奪ったりする。また、薬物入手のために犯罪に巻き込まれるなど、人生をだいなしにしてしまう危険があることを認識しておく必要がある。

2. 飲　酒

　飲酒運転による死亡事故が、近年、大きく世論を動かしたことは間違いない。飲酒運転の罰則規定の強化やイッキ飲みを無理強いしないなどが話題になって久しい。飲酒は体にどのような影響を及ぼすのだろうか。

　酒の主成分はアルコール（エチルアルコール）であり、体内に入ると脳や神経の働きを低下させ、思考力や判断力に支障を来すなどさまざまな影響が現れる。アルコールに対する反応には個人差があり、わずかな量でも影響を受ける人や、一度に多量の飲酒をすることで、急性アルコール中毒を引き起こす人もいる。適度の飲酒は、心身の緊張を和らげ、ストレス発散に効果があるといわれている。しかし飲酒の習慣が身につくと、飲酒量がしだいに多くなり、少ない量では満足できなくなってしまう。そして、アルコールを摂取していないと落ち着かない状態に陥ってしまう。このような状態になることを「アルコール依存症」という。

　発育期にある未成年が飲酒すると、体への影響を特に受けやすい。ア

ルコールは、記憶力・集中力・判断力の低下につながる。また、ホルモンの分泌を抑制し、生殖機能の発達にも悪影響を及ぼすことが報告されている。飲酒は、体の消化器系などに影響を及ぼすほか、急性の影響として、判断力が鈍ったり運動機能が低下したりして平常の生活ができなくなる。また、胃潰瘍や胃がんなどの病気に進行することもある。このような点からも、未成年者は絶対に飲酒をしないことが大切である。

3．喫　煙

　大阪府Ａ市の2011年2月の調査結果によると、たばこを吸っていない市民は81.6％を占めるのに対し、喫煙者は16.2％であった。喫煙者の1日の喫煙本数は、「10〜20本」が53.1％、「21本以上」が10.5％で、10本以上吸っている人が63.6％を占めている。

　喫煙は、体にどのような影響を及ぼすのだろうか。たばこの煙の中には、ニコチンなどの有害物質が含まれている。タバコを吸うことで、有害物質の作用により、気管や肺の組織を傷つけ、血圧の上昇や心拍数の増加による心臓への負担、また酸素の運搬能力の低下による運動能力や持久力の低下を招く恐れがある。非喫煙者と比べた喫煙者のがん死亡率は1.65倍であり、喉頭がんは32.5倍、肺がんは4.5倍、口腔がんは2.9倍など、死亡率の高さからもその有害性は明らかである。

　全体の喫煙率が低下傾向にあるのに対し、若年層や女性の喫煙率の増加が話題になって久しい。喫煙の開始年齢が早いほど、喉頭がん・肺がんなどさまざまながんや心臓病にかかる危険性が高くなる。また、体力や運動能力の低下が見られたり、せき・たん・息切れなどの出現が早まったりする。このような悪影響を防止すべく、未成年者の喫煙は、法律によって厳しく禁止されているのである。

　喫煙者本人の問題だけでなく、受動喫煙の問題もある（**図表5**）。副流煙は、不快で有害な刺激臭が強く、健康への害も問題になっているため、分煙化が進められている。公共の施設では、受動喫煙を防止するため、

図表5　主流煙と副流煙

有害物質	主流煙	副流煙
ニコチン	0.46mg	1.27mg
タール	10.2 mg	34.5 mg
一酸化炭素	31.4 mg	148 mg

出典：[齋藤・高橋、2011] p.72 を基に作成

健康増進法によって喫煙を制限している。健康増進法（2003年施行）第25条では、「学校、体育館、病院、劇場、観覧場、集会場、展示場、百貨店、事務所、官公庁施設、飲食店その他の多数の者が利用する施設を管理する者は、これらを利用する者について、受動喫煙を防止するために必要な措置を講ずるよう努めなければならない」と定められている。

　喫煙は、体の呼吸器系などに悪影響を及ぼし、健康な心身をむしばんでいく。そして、わずかな量を使用しただけでも頭痛が起きたり、集中力が欠けたりする。さらに、長年にわたって喫煙を続けると、生活習慣病の引き金になったり、肺がんなどになったりして、非喫煙者に比べると死亡率も高くなってしまう。喫煙は「害あって益なし」であり、喫煙をしないことが大切である。

【演習課題】

　学童期・思春期の栄養・食生活の特徴について述べなさい。

【引用・参考文献】

岡崎光子編著『子どもの食と栄養』光生館、2011年

齋藤歓能・高橋健夫『新しい保健体育』東京書籍、2011年

水野清子・南里清一郎・長谷川智子・藤井香・藤澤良知・上石晶子編著『子どもの食と栄養』診断と治療社、2012年

柳田昌彦・土屋美穂『子どもの栄養学入門』ラピュータ、2011年

第10章

食生活の形成と定着

田中　卓也

第1節 世界の食文化

1. 食文化のルーツ

　世界の食文化のルーツを、米、麦、肉、乳などについて見てみよう。
　米は、インドのアッサム地方から中国の雲南省、揚子江下流がその起源とされている。その後、湿地帯のある東アジアへと伝播したといわれる。麦は、コムギ、オオムギ、ライムギ、エンバクの4種類が栽培され、それぞれの麦でパンなどが作られるようになった。
　米は連作ができることもあり、アジア地域では米が食事の中心になっていった。しかし、麦は米のように連作ができないため、麦畑を3年に1度休耕地にして、この休耕地に放牧する「三圃式農法」が長く続けられた。かくして麦と畜産物主体の食文化が形成されていくことになった。
　海に面した地中海周辺の地域や北欧諸国では、畜産物ではなく、水産物中心の食文化が形成されていった。またわが国では、米が海沿いの地域で発展したこともあり、米と魚を中心とした文化が形成されることになった。6世紀ごろに仏教がインド・中国を経由してわが国に伝来したこともあり、牛豚肉を食べる文化・習慣は広まることはなかった。

2. 食文化の交流

　麦や畜産物を中心とする食文化、米と野菜や魚などを中心とする食文化がそれぞれの歴史とともに進展していく中で、世界の交流が行われるようになった。それは、コロンブスの大航海時代に香辛料が発見され、世界各地において広がりを見せることになった。またマルコ＝ポーロが著した『東方見聞録』（世界の記述）の影響を受けたマゼラン、ヴァスコ＝ダ＝ガマらが、インドネシア、フィリピン、中南米の探検・航海の中

でコショウ、トウガラシなどの比較的高価な香辛料を西洋に持ち帰ったといわれる。しかし、麦類や米などの主食は、いずれもその土地で採れるものがずっと、中心の食材であり続けた。

第2節 わが国の食生活

1．わが国における食材のルーツ

　わが国における食材のルーツは、草原などでの狩猟による肉類や、海辺などで採取できる貝などが最初であり、その後、弥生時代になってからは「稲作」が始まり、米を食べるようになったといわれる。その後も米を補うためのさまざまな雑穀の栽培が長く続けられ、副食としては野菜、山菜および魚介類がその中心となっていた。また古くは、肉類は野鳥やイノシシ、シカ等であったが、明治時代になると本格的に牛肉等を取り扱った料理が始められるようになった。第二次世界大戦の頃には、わが国の食料が極端に不足することになり、食糧問題も深刻になった。

　戦後は畜産物の需要が増えるようになり、米、麦、豆腐、野菜類の消費量が減少する傾向となった。1980年頃になると、人々の栄養バランスのとれた「日本型食生活」が出来上がったといわれる。「日本型食生活」とは、わが国の気候風土に適した米飯を主食とし、主菜に魚・肉・大豆製品・卵等、副菜として野菜・海藻・きのこ・いも類などから構成された栄養バランスのとれた食事を指す。この食生活は、煮物や焼き物など油脂の使用が少ない調理法なので脂質の摂取量は適度であり、野菜やいも、海藻などの食品を多く使うおかずと主食の穀物を食べるので、植物性たんぱく質、ビタミン、ミネラル、食物繊維が多いという特徴を持っている。現在も「食事バランスガイド」や「食生活指針」を活用した日本型食生活の実践が進められている。

その一方で、エネルギー、脂肪、ナトリウムの過剰摂取や、食物繊維、カルシウムなどの摂取不足が問題になっている。このことから、食習慣が生活習慣病を引き起こす原因として問題視されるようになった。また、一日中座ったままの仕事のスタイルは運動不足になりやすいので、エネルギーの過剰摂取の傾向も強まっている。このことから肥満の発症率も増加傾向にある。また欧米から進出してきたファストフードへの嗜好の増加、家庭生活の豊かさから外食の増加も見られるようになったことから、肥満をはじめとする生活習慣病が増加しているのが現状である。

２．わが国の食文化の特徴

（1）ハレ・ケの食文化

　わが国における食文化は、正月をはじめとした諸節句の時にお祝いする食事としての食文化と、各地で採取できる食材を使用した、長い間に培われた地方での独特の食事としての食文化の２種類が存在する。

　正月および諸節句などのいわゆる"ハレの日"における食事は、地域によってさまざまな特色を持ちながら、現在もなお引き継がれているものが多い。またそれらには、稲作での農耕作業に対応したものが多く含まれている。

　正月のお祝いをはじめとして、「ひな祭り」「端午の節句」「七夕」「月見」なども、かつては農耕に関係する大切な行事であり、これらの行事にふさわしい食べ物が用意され、家族や親戚等とともに食べてお祝いをするものであった。また、「秋祭り」等における鎮守様や神社でのお祭りなども現在まで残っている。

　一方、日常食として受け継がれてきた「ケの食事」といわれるものがある。その地域で採れる野菜などをふんだんに入れた汁物や煮物、ぬかみそ漬けなどの漬物、大根などを干した乾物などがその例である。これらの食べ物は、その地での生産物からいかに合理的に栄養を取っていくかを考慮しながら作られ伝わってきたものであるといわれ、いずれも保

存が効くとか、栄養成分がバランス良く豊富に入っているなど、地域の人々が昔ながらに地域の農水産物などを賢く使って作った物である。

(2) 食への謙虚な態度と感謝の心

わが国には、食の調理や食べる人の心得を著した人物が存在する。鎌倉時代の禅僧道元は、「食の基本理念」を示した『典座教訓』を著した。食事を作る場所を人間形成の最適な場所とし、食品材料一つ一つを大切に扱い、真心をこめて作るなど、食事に対する謙虚な態度が真に豊かな食生活へのスタートとなる。すなわち、食事を正しく行うことは生活も正しく送ることができるということなのである。また『赴粥飯法』には、食事の前に反省と感謝をする作法が示されている。

私たちは、食物が作られるまでどれだけ多くの人の労力がかかっているかを思い、感謝しなければならない。また、食事は人間の生命を維持するものであり、これを粗末にすることはすなわち自分の生命を粗末にすることになる、という考えがある。「いただきます」や「ごちそうさま」は、感謝の心をもって調理する人に対し、食す人の真心を表す瞬間である。このような心得は、日本料理特有のものである。「茶懐石料理」もまさしくこのような精神から誕生したのである。

第3節　食生活の形成と味覚の発達

1．交感神経と副交感神経のバランス維持

人間は誰でも、生活の中でストレスを抱えることがある。ストレスを感じるようになると、食生活はどのように変化するのであろうか。

ストレスは、急性のものと慢性のものとの2つに分類される。ストレスに関わる神経は、一般に自律神経と呼ばれている。自律神経には交感

神経と副交感神経があり、交感神経は私たちの身体をいつでも戦える状態にし、副交感神経は身体や心をリラックスさせるものである。人前で発表したり、会議で発言を求められるなどのときには誰もが緊張する。心臓はドキドキし、顔は紅潮し、手に汗を握る状況を、これまでに一度は経験したことがあるであろう。喉がカラカラになり、胃がキュッとなるのは交感神経の影響といわれる。このような状態においては、食欲はなくなり、のんびりと物を食べることなど考えられないであろう。発表後には、痩せたように感じるものである。これが急性のストレスを抱え込んだときの、私たちの状況である。

しかしながら、しばらくたつと、副交感神経の働きによって「ホッ」とした状況になり、無性におなかがすいてくる。このようなバランス作用により、ストレスに対して人間の身体が適切に対応しているのである。

また、いつも怒られてばかりの人が、いつもビクビクおびえながら仕事をする場合はどのような状況になるのであろうか。身も心も、次のストレスに備えて警戒体制を取り続けることになるので、脳からホルモン系へ命令が出されるようになり、ストレスホルモンが放出されることになる。また、戦いに備えて脂肪がため込まれるようになる。人によって、ストレスのために食べてしまって太る場合と、食べられなくなって痩せる場合があることを知っておきたい。

2．イライラ防止のためのカルシウム摂取

「イライラ」もストレスになりやすいため、身体に良くないといわれる。この状況では主にカルシウムの不足が原因といわれる。カルシウムは脳神経の興奮を抑える働きがあり、「カルシウム不足＝脳神経の興奮＝イライラ」と考えられがちである。しかし、カルシウムは厳密なシステム管理がなされており、カルシウムが不足すると、貯蔵庫である骨から血液中に出庫され、逆に過剰状態では骨に入庫されたり、尿中に廃棄されたりと常に一定の供給量になるように管理されるのである。すなわ

ち、カルシウムを含んだ物を食べないからといって、すぐにイライラすることはないが、骨からカルシウムが出庫されてばかりでは、在庫なしという緊急事態に陥ってしまうことになる。そのような事態にならないために、カルシウムを多く含んだ食べ物（牛乳、小魚、大豆・大豆製品など）やカルシウムの吸収を良くするために必要なビタミンＤ（魚介類、卵類、きのこ類など）、カルシウムを骨にするビタミンＡ（緑黄色野菜など）を含んだ食べ物を取ることを、日頃から心がけておく必要がある。

3．味覚の発達

　人は生後3〜5カ月頃になると、原始反射が消失し、何を食べさせてもしだいに受け入れるようになるといわれる。この時期ぐらいから、いろいろな食物を摂取して味を体験することになる。すなわち、記憶することによりしだいに味覚が発達し、味の好みが育っていくと考えられる。例えば、離乳期の頃から塩辛いものを食べ続けると、大人になってからも塩辛いものを好むようになるということである。

　離乳期の食生活については、味覚だけでなく、大人になってからの食生活や健康にも影響を与えるといわれる。特に、赤ちゃんの時期には甘いものが好きで、苦いものや酸っぱいものを拒絶する傾向にある。それと同じく、乳児の頃には、個人によっては好き嫌いの差も生じるようになり、育った環境の影響を受けて発達していくことになる。

　同時に、乳児は個人間に好き嫌いの差があり、好き嫌いは育った環境の影響を受けて発達する。好き嫌いの代表としては野菜がよく取り上げられる。野菜には苦みがあるが、子どもが嫌がるのはこの苦みである。また、野菜では空腹を満たすことがないことにも起因している。子どもは野菜のほかに、鶏のレバーや動物の臓物、またニンニクやタマネギ、オリーブなど、味や食感に癖のあるものを嫌う傾向にある。

4. 食物連鎖と人間の暮らし

「食べる」ことにより、私たちは多くの生き物から「生命」をもらっており、自然のあらゆるものと共存し循環しつつ、次の「生命」につなげていることを忘れてはならない。人間は周囲のあらゆる生活環境の中において形成されていくものであり、共に生きていく社会的存在である。「食べる」ことを通して、私たち人間は絶えず社会の中で少しずつ変化しながら、周囲の影響を受けつつ時代とともに動いているのである。

第4節 生体リズム

1. 生体リズムと体内時計

食生活の研究によると、最近、体内時計は体中にあることが知られるようになった。中でも全体の体内時計を管理しているのが、脳の視交叉上核にある体内時計であるといわれる。2番目に影響力のあるのが「腹時計」ともいわれている。体内時計を基に、身体の中ではさまざまなリズム、つまり生体リズム（サーガディアンリズム）が刻まれている。それは睡眠と覚醒のリズムであったり、体温のリズムや行動のリズム、さらにはホルモン分泌のリズムなどが挙げられる。

体内時計は、人により24〜25時間の周期で刻まれている。周期が24時間より長い場合には、一日24時間のリズムとズレが生じるようになり、「概日リズム睡眠障害」になりやすいといわれる。とりわけ幼児の食事と生活のリズムの関係については大切であるといわれる。子をもつ母親は「せっかく作ってもご飯を食べてくれない」、「テレビを見ながらだらだら食べる」など不平・不満が多いと聞く。いろいろな子どもが存在するように、多くは生活リズムが徐々に狂い始め、本来の食事の時間にお

なかがすいていないことが原因であることが目立っている。また幼児の場合には、食事のみに目を注ぐのではなく、彼らの生活全体を見渡しながら、規則正しい生活リズムを作ることが大切であるという。人間の体内には自然のリズム（体内時計）があり、睡眠の覚醒や体温、食欲などは、このリズムに沿う形で変動するのである。これが一定の動きになれば健康的な身体で毎日を過ごすことができるようになる。

　規則正しい生活リズムは、ストレスに負けない身体をつくるものである。幼児には、食事や間食（おやつ）の時間をできるだけ一定にしながら、それ以外には食べ物を与えず、しっかりと遊ばせることで、おなかがすき、食事上の問題も解決することになる。

　最近では就寝時間の遅い幼児が増加してきているという。このような幼児の生活リズムは、起床・朝食・夕食の時間が遅く、テレビの視聴時間や昼寝時間が長い、さらに夜の睡眠時間が短いなどの理由が考えられる。生活リズムの向上のためには、「早寝早起き朝ごはん運動」が展開されてきている。

　また海外旅行の際に体験する「時差ぼけ」などは、日本にいるときの時間の体内リズムがいきなり時差のある海外に移動することで、生体リズム全体が狂った状況になるからだと言える。

2. 同調因子

　もともと人の体内時計は約25時間の周期であるといわれているが、外部環境の24時間に同調させている。このことは同調因子と呼ばれ、光が最も重要な要素となり、朝の光によって生体時計をリセットし、そのズレを修正しているといわれる。光の入らない部屋で生活することになると、起床時刻がおよそ1時間ずつ遅れてくる。朝に起きても、暗い部屋の中で過ごしていると、体内時計はリセットされないことになり、寝つきが遅れていくのである。朝の太陽の光とともに、昼間の明るい環境と夜の暗い環境の変化、さらには規則的な3度の食事と日中の習慣的な運

図表1　生体リズムの同調因子

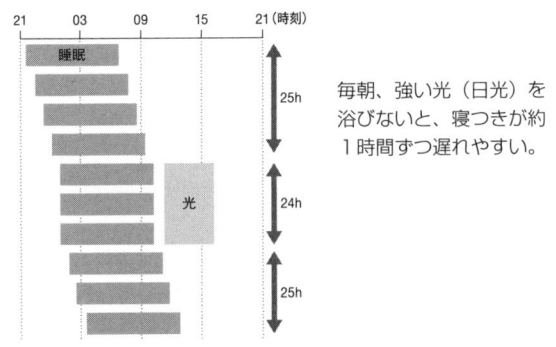

毎朝、強い光（日光）を浴びないと、寝つきが約1時間ずつ遅れやすい。

出典：「Sawadaの快眠寝具研究室」ホームページ（http://www.natural-sleep.com/sn-sm-06dayrhythm.html）

動は、生体リズムの同調因子として大切な役割を持つことになる。**図表1**は、その関連性について示したものである。

3．体内リズム障害

(1) 生体リズムの乱れ

　体内時計は、夜に強い光を浴び続ける生活や、暗い部屋で起床し、十分に光を浴びない生活が続くとリセット作用が悪くなり、狂いが生じる。不登校になった6～8割の子どもたちに、この生体リズムの乱れがあると医師や医療関係者の間でいわれている。夜寝つけず、朝起きられなくなる「睡眠相後退症候群」は、この体内時計が狂い、生体リズムが変化した状態である。ある子どもの例によれば、部屋には日がほとんど差し込まず、朝方になり母親に声を掛けられて起こされると、どなり返したという。起床後はそのことを全く覚えておらず、ふだんは言葉遣いも普通で、優しい子どもであるという。すなわち体内時計がずれた状態では、学校や会社に通うといった時間的制約への適応が難しく、周りから意志の弱さを指摘されたり、ひどいときには二次的に「うつ病」を引き起こす可能性もあるといわれる。

(2) さまざまな睡眠障害

　体内時計の異常で起こる病気には他にも、海外旅行時に時差ぼけと呼ばれる「時間帯域変化症候群」や、過度に早寝早起きとなる「睡眠相前進症候群」、約1時間ずつ眠る時間が遅くなっていく「非24時間睡眠・覚醒症候群」などがあり、総称して「概日（がいじつ）リズム障害」と呼んでいる。前述の「睡眠相後退症候群」は、深夜のコンビニエンスストアなど、強い光を浴び続ける生活が続くことで時計のリセット力が弱くなり、ある日突然、眠る時間が3〜4時間ほど遅くなったところで固定されてしまうことが原因である。生活習慣を改めれば治る場合もあるものの、生体リズムは遅くなりやすい面があり、専門医による治療が必要となる。予防策としては、毎日決まった時間に朝日を浴びるのが効果的であるといわれている。朝の光を浴びる機会のない夜型生活の人がなりやすいのは、眠っている時間帯が慢性的に遅れる概日リズム睡眠障害である。通常の人は夜明け前に最低体温となり、その直後数時間の間に起床して朝日を浴びるので、体内時計を正常に合わせることができる。しかし遅寝・遅起きの人は、最低体温となってからもずっと寝ていて、日が高くなってから起きだすので、体内時計を正常に合わせることができない。そのため体温の変動リズムも遅れるようになり、最低体温が夜明けごろになる場合もある。起きて活動するためには、少し体温を高めておく必要があるので、努力して早起きしようとしても眠くて起きられない。すると起床するのがさらに遅れていくため、どうしても夜型の生活から抜け出すことができなくなってしまうのである。

(3)「うつ」の原因にもなる概日リズム睡眠障害

　概日リズム睡眠障害になると、「うつ」などの気分障害が多く見られるようになる。交代勤務の人たちに「うつ」のような症状が見られることは以前から指摘されていたが、今は生活全般の24時間化が進んでおり、夜中にテレビを見たり、夜遅くまで携帯電話やパソコンを使う習慣も一

般化している。うつ病患者数が増え続けている現状と、このような生活習慣の変化は無関係ではなさそうである。

【ディスカッション】
1．世界の食文化について概観し、西欧、北欧、東欧、アジアなどの文化の特徴がどのようなものか、それぞれグループで挙げてみよう。
2．みんなが、幼少期に食べたことのある食べ物を思い出しながら、その長所や短所についてグループで話し合ってみよう。

【ディベート】
1．『ブタがいた教室』（ブタのＰちゃん）を読み、「生命」の不思議さ、大切さについてみんなで討議してみよう。
2．子どもの「夜更かし」について、原因や問題点、その解決法などについて、みんなで討論してみよう。

【レポート課題】
1．乳幼児の時期における味覚の内容とその特徴について、まとめなさい（2000字以内）。
2．朝・昼・晩の三食を取ることが大切であることの意義について、まとめなさい（2000字以内）。

【引用・参考文献】
生活習慣病予防のための長期介入研究班編『生活習慣病予防キットみんなで健康くん』保健同人社、2004年
高谷正子監修、今津屋直子編『子どもの食と栄養』保育出版社、2010年
堤ちはる・土井正子編『子育て・子育ちを支援する――子どもの食と栄養』萌文書林、2011年
峯木真知子・高橋淳子編『新時代の保育双書　子どもの食と栄養』みらい、2011年

福田靖子編『食生活論』朝倉書店、2000年

渡辺雄二『どうする？食の安全』アオキ書店、2003年

「体内時計正確かな？リズム崩れ睡眠障害」『西日本新聞』2006年3月27日号（http://qnet.nishinippon.co.jp/medical/doctor/feature/post_52.shtml）

厚生労働省ホームページ（http://www.mhlw.go.jp/shingi/2009/05/s0529-4.html）

「Sawadaの快眠寝具研究室」ホームページ（http://www.natural-sleep.com/sn-sm-06dayrhythm.html）

「食と食生活情報センター」ホームページ（http://www.e-shokuiku.com/selfsupply/11_2_3.html）

第11章

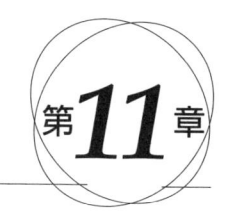

食べ方の基本

築山　依果

第1節 食べ方と人格形成

　日本型の食事の基本は「一汁三菜」である。これは、栄養のバランスが優れているだけでなく、味の薄い御飯と味の濃いお菜を口の中でいっしょに食べる口中調味に適しており、このような食べ方は日本特有のものだともいわれている。

　また日本人として、自然の恵みである食材に感謝すること、地域の食材を旬の時期に手間を惜しまず丁寧に料理をして、一汁三菜でバランスよく食べることが食べ方の基本とされている。

1．基本的な生活習慣の形成

(1)「生活習慣」の捉え方

　子どもの生活習慣の問題は社会背景の変遷に伴って現れ、現在は大きな社会問題となり、子どもへの心身に及ぼす影響が危惧されている。また、生活習慣はいまや幼児期だけの問題ではなく、青年期まで継続して取り上げられる課題となっている。

　生活習慣を健康という観点、すなわち「生命を維持し健康に生活するために必要な習慣」と捉えた場合、適切な運動、調和のとれた食事、十分な休養と睡眠という3つの大きな柱がある。また「社会生活を営むために必要な習慣」と捉えた場合、自立、社会性、他者との関わり等の観点があり、それぞれの観点をテーマに扱った実践やケーススタディ等が報告されている。

(2) 子どもたちの生活習慣上の問題点

　最近は、意欲、有能感といった生活習慣と精神面での関わりについて言及する報告もある。日本学校保健会による「児童生徒の健康状態サー

ベイランス事業」は、児童・生徒に対する健康教育、保健管理等における今後の的確な対策の検討に資することを目的に、日常の生活習慣、食生活、運動や遊び等の「ライフスタイル」等の調査を行っている。2004年度の調査結果によると、現在，学齢期の子どもたちが抱えている生活習慣における主な問題点は、夜型生活習慣の低年齢化、食生活リズムの乱れ、日常的な身体活動の不足、ストレスの多い生活などが挙げられている。また、幼児期からのメディア漬けの実態や、情報機器の使用が就寝時刻や学習時間等の生活習慣に影響を及ぼし、肥満や自覚症状の訴えという、直接健康に関わる問題を引き起こしていることや、生活習慣と学習意欲との関連を示唆する研究なども報告されている。

(3) 生きる力・自立と生活習慣

いま子どもたちに育てたい力として「生きる力」が叫ばれている。「生きる力」とは、子どもが生活や遊びといった体験を通じて、情緒的・知的な発達や社会性を身につけ、人間として、社会の一員として、健全により良く生きていくための基礎力のことである。それらを獲得させていくことが必要である。「生きる力」を構成しているさまざまな要素は、生活習慣を身につけさせるための「しつけ」や「教育」によって同時に育み、培われるものであるといわれている。生活習慣は「生きる力」の構成要素における基盤であり、「生きる力」の構成要素を形成するプロセスである。

また、自立ということは青年期にとっての大きな課題であるが、青年期になって突然自立できるものではない。幼児期からの自立へのプロセスを経て初めて、青年期の自立が成し遂げられる。つまり周囲の大人は、幼児期からの生活習慣の形成を通して、子どもが社会に自立していけるよう働きかける必要がある。子どもたちの自立に向けて必要なことは、大きく4項目が挙げられる。すなわち、身体的自立、心理的自立、社会的自立、将来展望に向けた自立である。

２．食事の挨拶の意味

　日本の食事の挨拶には、２つのすばらしい言葉がある。
　一つは「いただきます」である。「頂きます」とは、「私の命のために動物・植物の命を頂きます」の意味から来ている。古くから、人は自然の恵みをもらって生きてきた。自然の恵みとは、数々の動植物の命をもらうことである。これらの行為は、生きとし生けるもの全てに共通の行為である。命がつながり合って皆生かされているのである。多くの生き物を犠牲にして生きているということ、また、偉大な自然への感謝の気持ちを表したものである。
　もう一つは「ごちそうさま」である。「ご馳走様」は、「馳走になりました」という意味から来ている。「馳」「走」ともに「はしる」という意味である。昔は客人を迎えるのに走り回って獲物を捕ってもてなしをしてきた。その命がけの働きに客人が「ありがとう」という心からの感謝の気持ちを表したものである。
　この「いただきます」「ごちそうさま」という食事の挨拶は、日本独自の挨拶である。食べ物への感謝と、食べ物を準備してくれたことへの感謝の気持ち、食事への敬意の気持ちを表す挨拶の言葉であり、日本人の考え方や日本の食文化が色濃く反映されている。食べるときの挨拶の意味を知り、それを使うことによって心の栄養につながるのである。
　食事作法を含む日本の生活作法は、中国の古典礼書、すなわち「三礼」といわれる「周礼」「儀礼」「礼記」を源流とする。奈良時代、礼法という言葉で初めて作法が日本に伝えられた。平安時代に「食礼」と呼ばれる作法が形成され、鎌倉時代には中国大陸から禅が伝わり、禅の清規（規範）が茶の湯の所作や懐石料理の食事作法として発展した。
　13世紀に道元が著した『赴粥飯法（ふしゅくはんぽう）』は、禅宗寺院における食事作法を詳細に規定しているが、肘をつかない、音をさせてものを食べてはならないなど、現代の作法とされるものをすでにほとんど網羅している。室

町時代には、小笠原流・伊勢流といった礼法の流派が形成され、包丁や箸使いの所作が編み出された。室町時代末期に中世武家礼法を集大成した小笠原流は、江戸時代に幕府の用いるところとなり、食事作法を記した『食物服用之巻』など無数に発行された同流の作法書により、民間にも浸透した。庶民の間でも、食事作法は年中行事、身体作法、言葉遣いなどとともに生活作法の一環として、家庭内のしつけを通じての女子の教養の一つとされた。

第2節 世界の三大食法

　地球上には約70億の人たちが住んでいるといわれている。その70億人の食事する方法を大きく分けると、「手食」「箸食」「ナイフ・フォーク・スプーン食」の3つがある。

　そのうち、手食が約40％、箸食とナイフ・フォーク・スプーン食が各々30％の割合である。手食の国々は、アフリカ大陸、西アジア（イラン・トルコ・イラクなど）、東南アジア（都市部を除く）、オセアニア（都市部を除く）、中南米の原住民である。箸食の国々は、日本、中国、朝鮮半島、台湾、ベトナムである。ナイフ・フォーク・スプーン食の国々は、ヨーロッパ、南北アメリカ、ロシアなどである（**図表1**）。

　このように違いが生まれる原因として、次の4つ挙げることができる。

　まず1つ目は、食べ物の違いである。パサパサしたインディカ種の米は、手食で食べるとおいしく食べることができる。また粘りのあるジャポニカ種の米は手につきやすいので、箸食で食べる。肉を切り裂き突き刺して食べるには、ナイフ食が適している。

　2つ目は、各民族の食作法の違いである。ヒンズー教、イスラム教では、食べ物は神から与えられた神聖なものであるため、食器、食具（箸やフォーク）は汚れたものとされている。その結果、手が最も清浄とい

図表1　世界の三大食法の分布図

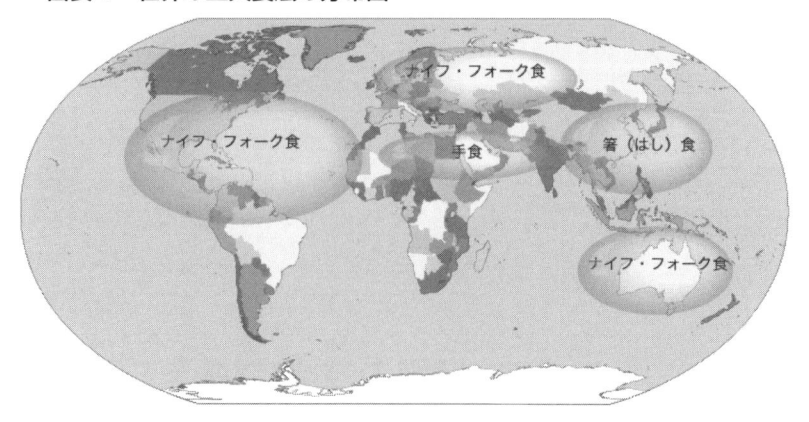

出典：［岡田、1998］［本田、1978］を基に作成

う宗教的戒律がある。

　3つ目は、調理法の違いである。箸は指の動きに合わせて挟めるので、中国料理のように油で加熱調理した熱いものも食べることができる。ナイフ・フォーク・スプーン食は、ナイフは切り裂き、フォークは突き刺すためのもので、肉の塊の料理が多い欧米食に適している。

　4つ目は、食材の違いである。世界各国にはその土地にしかないさまざまな食材がある。箸は「挟む」ことに適したもので、ナイフ・フォークは「突く・乗せる・切る」ことに適したものである。

　このように、各地域の料理に合わせて現在の食事方法が生まれたのである。

第3節　日本の箸文化

　日本における箸の起源は、天皇即位の儀式である大嘗祭の神饌に添えられる、青竹で作ったピンセット状の食具ではないかという説がある。また、箸には「これを使う神や人の霊魂が宿る」とされている。今も神

社での神饌には御箸が供えられる。

1. 箸にまつわる生活・風習・思想

日本民族は、稲作定住、農耕民族であるとされている。この日本の稲作農業には、「定着性」と「時間性」の特色がある。定着性とは、限られた村落の枠の中で、畑作のような移動をせず、同じ田んぼで連作する農業である。また時間性とは、四季の変化に生産と生活のリズムを確実に合わせ、農繁期には時間刻みの農作業に追われる計画的農業のことである。これは一年中時間に追い回されるせわしい農業のことであり、これらを2000年も続けてきており、この性格は国民性として現れている。時間に追われる日本人の勤勉性が生まれるのは当然のことである。

稲作の勤勉さは、手をせわしなく動かすことから、「手の文化」が生まれてきたのは自然の成り行きである。日本人は手先が器用で、手の文化を育ててきた背景がある。その決定的な役割を担ってきたのが、食具として使い続けてきた箸である。稲作農耕の食物中心の食生活では、穀類や豆粒などの粒食であるため、鳥のくちばしのような箸で飯粒や豆粒をつまむ必要が生まれたのである。日本人の食生活は、小魚の小骨を箸で器用により分けてきた2000年以上の体験があり、そのことが今もなお生き続けている。

2. 箸の種類・作法と手や脳との関係

(1) 箸の種類

日本の箸は、食事用には割り箸、塗り箸、木や竹製の箸、合成樹脂製など実に多彩で、その形状も、両口箸（中太両箸）、片口箸（天太先細）がある。長さもその用途によって違い、成人や男女別、子ども向けによっても異なる。同じ機能の食具でこんなにも多くの種類を持つ国は、他には見当たらないとされる。このほか、「取り箸」や調理用に使う「菜箸」、「真魚箸」、火を使う金属製の「火箸」などがある。

第11章●食べ方の基本　151

①割り箸

　割り箸は「晴と褻」、つまり、晴れと日常の兼用の箸である。これは、木や竹で角の箸を作り、真ん中に割れ目を入れ、使うときに手で2本に割って使う箸のことである。箸を2本に割るという行為は、これから食事を始めることを意味する。また、一つの生活の流れに精神的なけじめをつける方法として有効であるとされている。割り箸の特長は、機能が優れていることと、清潔で衛生的であることである。

②塗り箸

　日本人の美意識からは、1回の使い捨てが原則とされているが、現在、家庭用・個人用として最も多く使用されている。塗り箸は、豪華な高級品の角箸から大衆品の丸箸まで各種ある。塗り箸の開発は江戸時代からで、若狭小浜藩で作られたのが始まりと言われている。当初は大名武家の間で使われ、全国に普及したのは1894年日清戦争後のことである。

　代表的なものは若狭塗と輪島塗であるが、そのほか各地において生産されている。

③民芸箸

　日本各地の豊かな自然や、その風土の民衆の生活の中から生み出されてきた郷土色豊かな工芸品が、民芸品である。民衆の心を反映させて作られた民芸品の一つとして、その郷土の食文化を支え育ててきた民芸箸がある。

④調理箸と取り箸

　調理用の箸には「真魚箸」と「菜箸」がある。真魚箸は平安時代に登場したもので、包丁を使って魚鳥を割き、切り、盛り付けるときに使用するものである。

(2) 取り箸と直箸

　食卓の料理は各自「取り箸」で取り、「直箸」はタブーとされている。取り箸のマナーはわが国だけのもので、中国や朝鮮半島では取り箸はな

く「直箸」がマナーとなっている。特に中国では、来客に自分の箸で料理を取り分けることが親愛の情の表現とされている。しかし、わが国ではこれとは逆に、直箸は清潔感の点から嫌われ、取り箸が使用されている。古くは、神事終了後に神と人とが共食する直会(なおらい)で、神饌を取り分けるのにお取り箸を使用していたことによる。

(3) 箸と手と脳との関係

　誕生したばかりの子どもは、頭が大きく4頭身である。これは、人間の脳は、胎児のうちは他の体の部分に比べて、より発達しているということを意味している。馬や牛などは、生まれるとすぐに4本足で立って歩くことができるのに対し、誕生後、親に長い間世話になる動物は人間のみである。

　人間の赤ちゃんの脳の働きは、誕生後急速に発達する。脳の重さは、胎児4カ月で20～30gであるが、5カ月頃から急速に発達し、誕生時には約400g、体重の約10％にもなる。さらに生後6カ月時には誕生時の2倍となり、3～4歳児で約3倍、7～8歳には成人の約95％の大きさに成長するといわれている。このように、3～4歳までの脳の成長は、身体の成長に比べ極めて急激である。

　脳の構造を見てみると、神経細胞（ニューロン）から出ている樹状突起が急速に伸びて絡み合いを作っていき、この突起の絡み合いが脳の発達となるのである。脳を作っている神経細胞の数は、生まれてから後は増えることなく、その数は大脳皮質だけで約140億もあるとされている。樹状突起が木の枝のように広がっていくことにより、脳の発達が進むとされている。

　この樹状突起が伸びてつながっていく状況を、手の発達について見る。指を動かすことによって、大脳の手の運動野の神経細胞の樹状突起が伸びる。すると、手の巧緻性が発達し、手を自分の思いどおりに使うことができるようになっていく。つまり、手を使うことは脳の発達を促し、

脳の発達が手をよりよく動かすように働きかけることになるのである。また脳の発達は、3歳までは後頭葉の部分が発達するため、できるだけたくさんの知識を多く注入することが大切である。「手は外部の脳」と言われるのは、手が脳の発達を強く促すからであり、日本人は箸の使用により手先を器用にし、脳の発達を促し、脳の発達が手をより巧妙に働くようにしたのでないかと言われている。

3．箸と日本人の関係

(1) 箸食の導入

日本で初めて新しい箸食制度を朝廷の供宴儀式で採用したのは、聖徳太子とされている。これは、607年推古天皇が、遣隋使として小野妹子を中国（隋）に派遣し、一行は箸と匙をセットにした食事作法によって盛んな歓待を受け、翌年、小野妹子は隋使ら12名と帰国した。このとき日本では、食事はまだ手食方法であり、急いで妹子らが受けた中国の食事作法をまねて、宮中で初めて正式な箸食作法による歓迎の宴を催した。このように、中国の新しい箸食制度は隋使の来日をきっかけとして取り入れられた。奈良時代になると、宮中の儀式や供宴には中国式の会食作法が採用され、「馬頭盤」に乗せられた金や銀の箸と匙が用いられるようになった。そして8世紀の初め、平城京造営の中で箸食制度も本格的に進められ、従来の生活習慣であった手食から箸食へと生活革命が行われたのである。

(2) 日本人の一生と箸

箸は「生命の杖」といわれ、日本人は誕生から墓場まで「箸に始まり箸に終わる」といわれるくらい、我々の生活と切っても切れない結びつきがある。

①お祝いの箸

人生にとって、「おめでたい」行事の祝いの膳には、新春真っ先に芽

を出す、清浄で縁起の良い柳で作った「白木箸」を使うとされている。また神社仏閣では、祈祷した箸を神箸、霊箸として参詣者に授与している。

②箸初め（お食い初め）

日本人の人生の箸の始まりは「箸初め」から始まると言ってよい。この箸初めは、地方によっては「箸そろえ」「箸立ち」とも言われ、どれも生後100日目（7日目、120日目もある）に行うことになっている。これには、かわいい茶碗にお椀、柳の白木箸など、すべて新しいものをそろえ、赤飯に尾頭付きの鯛という祝膳である。この祝いには、この子が一生食べるものに不自由しないようにという願いがこめられている。

③正月の白木箸

正月とは、年中行事の中でいちばん「めでたい」、しかも最も重要な節目である。元旦に使用する白木箸は、「中太両細」の「両口箸」で、一方は神が使い、他方を人が使うという意味がある。特に、正月の箸は中ほどを太くして、これを「太箸」「俵箸」または「はらみ箸」と言い、五穀豊穣・子孫繁栄の象徴として用いられている。

④葬の箸

人間の一生は、死に水を取る箸で終わる。葬儀は晴れやかな祝い事とは逆に、喪に服すことで死者を弔う。末期の水の際に、割り箸の先に脱脂綿を糸で縛ったもので、濃い血縁の者から順に水で死者の唇を潤すが、これは、死者がもう一度よみがえるという願いをこめて行うものである。

⑤立て箸（仏箸）

一膳飯は、故人愛用の茶碗に御飯を山盛りにして、箸を立て枕元に供える。御飯のことは「枕飯」ともいう。地方によっては、一本箸や箸を十文字にして立てるところもある。この一膳飯は、あの世に行っても御飯に不自由しないようにと祈りをこめたもので、「立て箸」は生者と死者、この世とあの世、此岸と彼岸、我々と神仏を結ぶ、はかない架け橋でもある。

第11章 ●食べ方の基本

⑥箸渡し

　火葬には、焼けた骨を拾う「骨揚げ」という儀式がある。ここにも日常生活と真逆の箸使いがある。焼けた骨を拾う箸は、竹と木を1本ずつで一対にして使い、挟んだ骨は「箸渡し」といって、2人で骨壺に送り納める。日常生活で異質の箸を一対にすることや、2人で皿の上で同じ料理を挟むことは嫌う作法である。

第4節　箸食マナーの実践

1．正しい箸の持ち方

　2歳頃になり、3本の手の指（親指・人差し指・中指）がうまく動かせるようになると、箸を使うことができるようになる。箸を上手に使う基本は、箸を正しく軽く持つことである。力をこめると各指の筋肉が自由に働かなくなるので、指に力を入れないで手首で動かすように努めることが大切である。

　①下側の1本は、1cmくらい手からはみ出るようにし、薬指の爪の横に当て、親指と人差し指の股に挟み込んで固定する。
　②上側の1本の先は下側の固定した箸先にそろえ、中指の爪の横に当てるようにし、親指と人差し指で軽く挟むようにする。
　③上側の1本を、親指を支点にして中指を持ち上げることができればよい。

2．正しい箸食マナー

　箸は万能食器と言われるように、つまむ・挟む・切る・運ぶなど多彩な機能がある。箸で料理を口に運ぶ方法は、それぞれの料理の大きさ、形状、材質の違いなどによって違ってくる。

食事は、多数の人々と楽しく清らかに行うことが大切とされている。昔から他の人に不快感を感じさせること、不浄感を与える異様な箸使いを「嫌い箸」と呼んでおり、無作法な行為とされている。

①迷い箸：どの料理を食べようかと迷い、料理の上をあちこちと箸を動かす。
②握り箸：初歩的な持ち方であり、箸の機能は全く果たせない。食事の途中で握り箸にすると、これは攻撃を意味する。
③こじ箸：食器に盛られた料理を上から食べないで箸でかき回し、自分の好物を取り出す。
④持ち箸：箸を持ったまま、他の食器を持つ。
⑤刺し箸：料理に箸を突き刺して食べる。
⑥涙箸：箸の先から汁をポタポタと落とす。
⑦ねぶり箸：箸についたものを口でなめて取る。
⑧かき箸：食器の縁に口を当てて料理をすくい上げる。
⑨横箸：2本の箸をそろえて、スプーンのようにして料理をすくい上げる。
⑩たたき箸：給仕を呼ぶとき、食器や食卓をたたいて合図をする。これは昔から「茶碗をたたくと餓鬼が来る」とされており、悪霊を招く行為とされている。
⑪寄せ箸：食器を箸で手前に引き寄せる。
⑫渡し箸：食事の途中で、箸を食器の上に渡しておく。「もう要りません」という意味になる。
⑬くわえ箸：箸を下に置かず、口にくわえたまま手で器を持つ。
⑭拝み箸：両手で箸を挟み、拝むようにする。
⑮違い箸：異質の箸（例えば、木と竹の箸）を一対にして使う。

　箸を使うということは、食事をするだけでなく、「道具」を使う手の動きの基本形になる。箸を正しく持つことができる子は、鉛筆の持ち方も上手で文字も正しく書くことができる。生活の基本的なしつけは、大

脳が著しく発達する幼児期に決まると言われている。この時期に手先が器用でないと、大脳も順調な発達ができなくなるのである。

【演習課題】
1．世界各地の食材や調理法と食法との関係を調べてみよう。
2．箸にまつわる生活や風習・思想などを調べ、日本人の箸文化についてまとめてみよう。

【引用・参考文献】
足立己幸監修『こどもの栄養と食育がわかる事典——正しい食習慣で、体も心も元気に育つ！』成美堂出版、2007年

一色八郎『箸の文化史——世界の箸・日本の箸〔新装版〕』御茶の水書房、1998年

岡田哲編『食の文化を知る事典』東京堂出版、1998年

堤ちはる・土井正子編著『子どもの食と栄養——子育て・子育ちを支援する』萌文書林、2011年

本田総一郎『箸の本』（日本料理技術選集）柴田書店、1978年

山本茂・奥田豊子・濱口郁枝編「食育・食生活論——社会・環境と健康」（栄養科学シリーズNEXT）講談社、2011年

第12章
心を育む行事食

喜多野宣子

第1節 食生活の変容

　日本の食生活は、稲作文化を中心とした主食の形態の変化や、生産や流通手段の発達による変化、そして異文化との接触による変化により、時間をかけてゆっくりと変容を遂げてきた。しかし、近年の日本に見られる食生活の急激な変化は、人々の生活を大きく変えただけでなく、健康や環境に大きな影響を与え、生活習慣病等の健康問題や地球環境問題をも引き起こしているのが現状である。

１．食の外部化

（1）食生活の構成

　現代の食事は「内食」「外食」「中食(なかしょく)」の３つに分類される。近年は、食の外部化が進んでいる（**図表１**）。

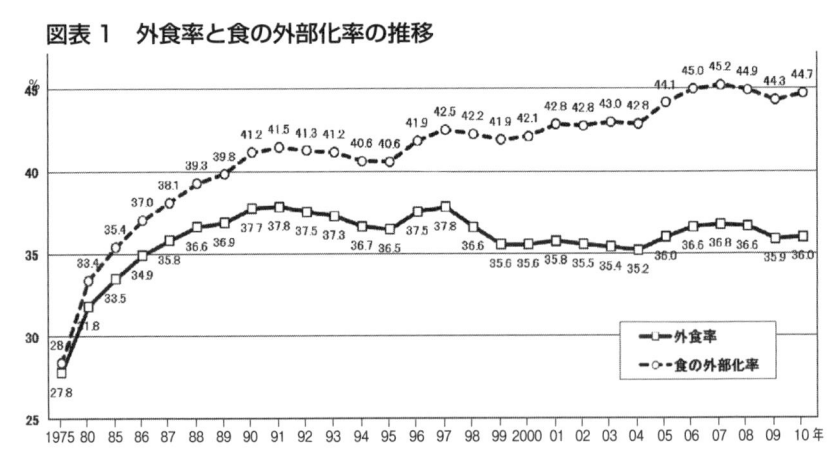

図表１　外食率と食の外部化率の推移

(注) 外食率＝外食市場規模／全国の食料・飲料支出額
　　食の外部化率＝広義の外食市場規模／全国の食料・飲料支出額
　　広義の外食市場規模とは、料理品小売業市場規模に外食産業市場規模（弁当給食分を除く）を加算したものである。
出典：財団法人食の安全・安心財団HPを基に作成
www.anan-zaidan.or.jp/data/index.html

① 内食

家庭内で家族のために調理し食事することを「家庭内食」といい、この言葉が略された言葉が「内食」である。例えば、一家そろって食べる朝食や家族団らんの夕食、家で作った弁当を持参しての昼食などがこれに当たる。

② 外食

飲食店やレストラン、社員食堂などで食事をすることを「外食」という。学校や福祉施設・病院の給食、社員食堂や旅館・ホテルでの食事も外食に含まれる。

③ 中食

コンビニエンスストアやスーパーマーケットなどで、出来合いの弁当や惣菜（日々の食事の「副食・おかず」となる食べ物）といった調理済みの食品を購入し、家に持ち帰って食べるような食事を「中食」という。「中食」は、内食と外食の中間という意味である。

(2) 食の外部化の進行

従来、家庭内で行われていた調理や食事などを、家庭の外に依存する状態を「食の外部化」という。外食や中食が、これに当たる。総務省の家計調査（図表2）によると、家で調理するための食材費の購入金額は年々減少傾向にあるが、外食や調理食品への支出の比率が増加している。

図表2　一世帯当たりの食料に関する年間支出金額の推移（2人以上の世帯）

年	消費支出	食料	食材		調理食品		主食的調理食品	他の調理食品	外食	
	(円)	(円)	(円)	(%)	(円)	(%)	(円)	(円)	(円)	(%)
1990	3,734,084	1,030,125	796,742	77.3	79,719	7.7	22,949	56,770	168,630	21.2
1995	3,948,741	1,024,518	757,210	73.9	91,133	12.0	31,660	59,473	176,175	23.3
2000	3,805,600	972,424	698,679	71.8	99,280	14.2	38,539	60,741	174,465	25.0
2005	3,606,377	902,003	639,647	70.9	101,044	15.8	40,754	60,290	161,312	25.2
2010	3,482,930	884,768	624,672	70.6	99,866	16.0	40,954	58,913	160,230	25.7

（注）%はすべて食料に対する百分率。　　　　　　　出典：総務省「家計調査」

調理食品の内訳を見ると、1990年には副菜（おかず）となる食品を購入する額は、おにぎりや弁当・調理パンといった主食的調理食品の約2倍だったが、近年は主食的調理食品の購入額が、副菜と並ぶほど増加している。これらのことから、家庭での調理における簡便化志向が主食でも進み、食の外部化は年々進んでいると考えられる。

　食の外部化の背景には、晩婚化や単身赴任による単身世帯の増加、女性の社会進出に伴う専業主婦の減少、高齢化の進行、生活スタイルの多様化、そして食品加工や調理・流通技術の発達などが考えられる。長い歴史を有する日本独特の食事の形式や作法といった文化が、食の簡便化や外部化の下で崩壊し、さまざまな問題が提起されていることを認めざるをえない。さらに、中食市場の拡大とインスタント食品やレトルト食品の開発は、親の食事作りの時間を軽減する反面、子どもだけで食事すること（子食）を可能にさせているとも言える。また、家庭内で調理し、家族で食事をする機会が減少することは、母から子どもへの調理技術や料理の伝承機会の減少につながることが懸念される。さらに家庭で「作る食事」から「買う食事」へと変化することにより、日本の食文化が途絶えてしまう危険性も考えられる。

2．食の均一化

　日本の地形は南北に長く、その土地の気候や風土により栽培される作物等も異なる。そのため、地域独特の食品や料理などが作られ、地域ごとの食に特徴が見られた。しかし、戦後は食のグローバリズムの進行により、日本のみならず世界中で、食は均一化の一途をたどっている。例えば、欧米企業を主体としたファストフード店の進出、大手小売店やコンビニエンスストア、外食チェーン店などの全国展開と食の外部化に伴い、消費者の嗜好が変化し「食の均一化」が進んだ。さらに、その地域では売っていなかった食品が小売店でも販売され、家庭でもその食材を用いたり、調理済み食品を食したりするようになると、食の均一化はま

すます進み、食の地域差が急速になくなりつつあるのが現状である。

3．ファストフードとスローフード

(1) ファストフードから発想されたスローフード

　ファストフードはセントラルキッチンでマニュアルどおりに作られているため、世界中どこで食べても同じ品質・味が提供される特徴がある。一方、スローフードは、住んでいる国や地域、家庭により味が異なるという特徴がある。「おふくろの味」もその一つだと言える。

　スローフードとは、従来の「ファストフード」から発想された言葉で、1986年、イタリアのブラという町から始まった食生活を見直そうという運動のことである。1989年、パリでのスローフード宣言を経て、国際運動となって世界に広がり、2000年ごろから日本においても活動が活発化した。スローフード協会は現在、世界150カ国に1300以上の支部を持ち、10万人以上の会員が活動を行っている。

(2) スローフード運動の基本方針

　スローフードとは、ファストフードを食べないようにする運動ではなく、またスローフードという食べ物があるわけではない。スローフードとは、ゆっくりと地域の食材を見つめて、本来の食事を楽しもうという運動のことである。

　具体的なスローフードの基本的な指針は、①地域の食材を生かし、伝統食を見直そう、②地域の中小農業者を支えよう、③子どもたちに本物の食を提供しよう、の3つである。スローフードの活動は、学校や施設のほか地域においてさまざまな形で行われている。例えば、住んでいる地域の食材を利用した料理を日々の給食に取り入れたり、生産者のもとを訪ねて生産現場を見学し、子どもたちといっしょに収穫を体験した後に調理し、生産者と共に食卓を囲んで交流するなど、さまざまな取り組みが行われている。

第2節 年中行事食と通過儀礼食

　食べ物をよりおいしく、人と分け合って食べることを人々が求めたとき「食の文化」が誕生する。そしてそこから食に対する精神や芸術が展開する。食生活は、地域の伝統や気候風土と深く結びついたものであるが、地域の特産物を利用し、できるだけおいしく食べる独自の技術が郷土食を生んだ。この郷土食と古来から行われてきた行事にちなんだ行事食が食文化として受け継がれてきた。

1．年中行事食

(1) 年中行事食の由来

　私たちの生活はハレとケに大別され、ハレは非日常的な日、ケは日常を指す。ハレの日には、ふだんの生活（労働）を停止して年中行事や通過儀礼が祝われ、ふだんとは異なる食べ物を神仏に供え、食べる習慣があった。このハレの日の食事は日常食とは区別され、「行事食」と呼ばれる。日本の伝統的な行事や行事食は、中国大陸文化の影響を受けた宮中や武家の行事が民間に広まったものと、稲作の導入に伴い民間から生じたものがあると考えられる。

　近年では、クリスマスやバレンタインデー、ハロウィンなどの欧米諸国の行事が取り入れられ、ケーキやチョコレートなどが行事に関わって食べられている。しかしこれらの行事食は、行事と共に欧米から伝わったものではなく、日本で考案されアレンジされたものも少なくない。

(2) 年中行事食の種類

　年中行事には、神仏を迎え入れた後、米や酒をはじめその土地で取れた産物を供え、祭典が行われる。その後、神仏に供えたものを下げてい

図表3　年中行事と行事食

1月	元旦	雑煮、おせち、屠蘇酒
	人日の節句	七草粥
	小正月	小豆粥
2月	節分	節分豆（煎り大豆）
3月	上巳の節句	白酒、草餅
	春分	ぼた餅
5月	端午の節句	菖蒲湯、ちまき、柏餅
6月	夏越し	小豆入りの菓子
7月	七夕の節句	そうめん
8月	盂蘭盆会＊	精進料理、団子
9月	重陽の節句	菊酒、菊飯
10月	亥の日	亥の子餅
11月	七五三	千歳飴
12月	冬至	かぼちゃ
	大晦日	年越し蕎麦

＊地域によっては7月。　　　　　　　　（筆者作成）

ただく「神人共食」の宴（直会）が開かれる。本来、これが行事食の姿であり、神と同じものを食すことにより神仏の加護が受けられると信じられていた。

　行事食でよく準備される食材には、飯や餅、酒、小豆がある。例えば正月元旦の鏡餅や屠蘇酒、1月7日の人日の七草粥、1月15日小正月の小豆粥、3月上巳（ひな祭り）の白酒や草餅、菱餅、5月端午の節句（こどもの日）の菖蒲酒や柏餅、ちまきなどである。年中行事と行事食の種類については**図表3**に示した。

　近年、伝統的な行事や行事食は消滅あるいは簡略化される傾向がある。それに伴い、行事は精神的な意義が薄れ、形骸化したものになっている。

2．通過儀礼食

　通過儀礼とは、「人がこの世に誕生してから死に至るまで、人の一生の成長衰退過程の中で、必ず通過し、または通過させられる諸儀礼」のことをいう。通過儀礼には、誕生から成人、結婚、還暦、死などがあり、年中行事と同様に儀礼には神人共食が行われた。これらの行事には、家

図表4　通過儀礼と食べ物

通過儀礼	食べ物
誕生	産飯、白米飯
お七夜・命名祝い	赤飯、尾頭付きの魚
食い初め	赤飯、尾頭付きの魚
初節句（初雛、初菖蒲）	赤飯、尾頭付きの魚、菱餅、あられ、柏餅、ちまき
初誕生（生後1年目）	赤飯、餅
七五三	赤飯、千歳飴
成人式	赤飯、酒
結婚	酒、鯛、赤飯、餅、えび、数の子など
年祝い	赤飯、餅
葬儀	枕飯、枕団子、酒、煮しめ、豆腐、白和えなど

（注）地域などにより内容が異なる場合もある。　　（筆者作成）

族をはじめ周囲の人たちを招き、会食を行うのが常であった。通過儀礼と通過儀礼食については図表4に示した。

(1) 子どもの通過儀礼食

通過儀礼には、乳幼児に関するものが多く見られる。その背景には、昔は乳幼児の死亡率が高かったことと関係していると考えられる。近世まで日本は、栄養不足、衛生や健康への知識不足などが原因で、乳幼児が成人するまでの生存率は極めて低かった。そのようなことから、乳幼児の生存を祝う節目の行事が定着したと考えられる。

子どもが誕生したときに炊く産飯（うぶめし）は、神に供えるだけでなく、新生児や産婦にも備える。お七夜は、生後7日目に赤飯を炊き、生存を祝う行事である。食い初めは、生後100日目に神に健やかな成長を祈る宮参りが行われるが、その日に食品を食べるまねをする儀式を行う。成人と同様、一人前の食膳を準備することが多く、赤飯や尾頭付きの鯛の他に、「歯固め石」という小石を置くとことがある。

初節句には、赤飯や菱餅、柏餅やちまきでお祝いする。初誕生とは満1歳のお祝いであり、各地方によりさまざまな風習がある。

七五三の祝いは、男の子は3歳と5歳に、女の子は7歳の時に行う。これは子どもの成長と守護を氏神様に祈願するもので、社会の一員としての地位を周囲から認めてもらうことが本来の主旨である。

(2) 成人以降の通過儀礼食

　成人以降の通過儀礼には「成人式」「婚礼」「年祝い」等があり、さらに人生最後の通過儀礼として「葬儀」がある。

　成人式には特定の料理はなく、赤飯や酒を準備して各家庭で祝うことが多い。婚礼の儀礼には、結納や結婚式、披露などがあり、人生最大の喜びであるため盛大に祝うことが多い。伝統的な結婚式や披露宴は家で行われることが多く、結婚式では縁起物としての鯛をはじめ、赤飯や酒がふるまわれ、披露宴では本膳料理で親類縁者などをもてなした。

　年祝いは、厄払いと長寿を祝う儀礼である（図表5）。家族で祝いの膳を囲み、赤飯や餅、昆布やエビなどの料理で長寿を祈願する。葬儀では、精進料理が用意されることが多いが、近年は故人の好物を親類縁者や列席者などにふるまうようになった。

図表5　年祝い

名称	年齢
還暦	60歳
古稀	70歳
喜寿	77歳
米寿	88歳
卒寿	90歳
白寿	99歳

図表6　家庭内の年中行事の実施状況

年中行事	実施割合(%)
年越しそばを食べる	86.7
暮れには大掃除をする	86.1
家族の誕生日を祝っている	81.7
彼岸やお盆にお墓参りをする	70.5
節分に豆まきをする	69.9
正月に家族で初詣に行く	48.3
おひな様を飾る	46.7
子どもの日にちまきや柏餅を食べる	46.5
祝い事があるとき赤飯を炊く	38.6
すすきを飾ったりしてお月見をする	36.1
子どもの日に菖蒲湯に入る	32.4
国民の祝日に日の丸を揚げる	4.7

（注）千葉市内の小・中・高校生約3000名を対象に調査（「子ども千葉愛着心の調査」1997年）
出典：［藤沢、2002］p.42を基に作成

3．行事食と通過儀礼食の意義

　千葉市で行われた家庭内の年中行事の実施調査結果では、「年越しそばを食べる」「大掃除」「家族の誕生日を祝う」などは80％以上の家庭が行っており、次いで「彼岸やお盆のお墓参り」「節分の豆まき」「ひな祭り」「子どもの日に柏餅を食べる」などが続いている（図表6）。年末年始の行事やひな祭り、子どもの日など家庭で行われる伝統的な行事は、家族のコミュニケーションの機会を増やし、子どもの情操や心を養ううえで重要であると考えられる。また、子どもはその日の主役となれることで生きていく力を得るとともに、家族に愛されていることを実感できることから、年中行事や通過儀礼の意義は大きいと言える。

第3節　縁起食・郷土食と旬の食材

1．縁起食

　さまざまな行事で用いられる食材や料理には、縁起をかつぐものが多く見られる。例えば、年中行事食や儀礼食などで見られる赤飯の小豆には、邪気を払い、厄除けの力を持つと考えられていた。これは、医療が未発達で乳児の死亡率が高かった時代において、神の力が宿る米と、小豆の赤色を組み合わせた赤飯を用意したものと考えられる。また、正月のおせち料理に見られる数の子には子孫繁栄を、黒豆はまめに働けるように、田作りは五万米（ごまめ）ともいい、五穀豊穣の願いがこめられている。

2．郷土食

　日本列島は南北3000kmにも及び、四方を海に囲まれた島国である。亜寒帯性から亜熱帯性の気候を持ち、四季があることから、米をはじめと

図表7　全国各地の郷土料理

都道府県名	郷土料理
北海道	石狩鍋（鮭）/いかめし/松前漬け/ジンギスカン鍋/じゃがいも料理
青森	りんごなます/ほやの水もの/たらのざっぱ煮
岩手	わんこそば/ほろほろ（うこぎの新芽）/鮭のもみじ漬け
宮城	腹子めし/ずんだ和え/笹かまぼこ
秋田	なた漬け/きりたんぽ/しょっつる/ハタハタ
山形	納豆汁/粒々煮/どんがら汁/冷やし汁/六条豆腐
福島	ううめん/棒だらの煮物/菊のり
茨城	あんこう鍋/あんこうのとも酢/しみこんにゃくの煮物
栃木	すみつかれ/かんぴょう煮しめ
群馬	こんにゃくの刺身/鯉こく/おきりこみ
埼玉	芋かりんとう/ねぎの酢みそ/つとこ
千葉	さんが焼き/くさりずし/あわびの酒蒸し
東京	はぜ料理/深川めし/どじょう鍋/さくら鍋/もんじゃ焼き
神奈川	かまぼこ/あじのたたき/あじずし
新潟	のっぺい煮/わっぱめし/越後雑煮/笹だんご
富山	ほたるいかの酢みそ和え/いかの墨作り/ますずし
石川	かぶらずしまたは大根ずし/治武煮/しいな
福井	ぼっかけ/浜焼き鯛/かにすき
山梨	ほうとう/煮貝/豚肉のぶどう焼き
長野	五平餅/そば料理/鯉こく/おやき
岐阜	あゆぞうすい/くもじ（かぶ菜）/みょうが餅
静岡	しし鍋/麦とろ・とろろめし/わさびの茎の酢のもの/うなぎ料理/駿河茶めし
愛知	きしめん/鶏すき/ふろふき大根（みやしげ大根）
三重	手こねずし/かき汁/貝料理
滋賀	ふなずし/近江牛のすき焼き/ますずし/こんにゃくの刺身・田楽
京都	精進料理/葛料理/芋棒/豆腐田楽/湯豆腐/さばずし
大阪	ぬくずし/昆布の煮もの/はもの皮の酢のもの/はも丼/かやく御飯/うどん/舟場汁/たこ焼き
兵庫	にごみのおつゆ/くじら鍋/いかなごの煮つけ
奈良	柿の葉ずし/茶めし/のっぺい
和歌山	茶がゆ焼き/すずめずし/めはりずし/うつぼの照り焼き
鳥取	甲羅のみそ焼き/かにちり/かにちらしずし
島根	めのはずし/のっぺい汁/すずきの奉書焼き/白魚料理/鯛めし/割子そば
岡山	ままかりずし/鯛めし/祭ずし
広島	かきめし/かき料理/煮ごめ/あなごめし
山口	たこの酢みそ和え/いとこ煮/ばしょうずし/けんちょ
徳島	あゆずし/わかめ汁/でこまわし/わかめときゅうりのみぞれ酢
香川	しょうゆ豆/打ち込み汁/讃岐うどん
愛媛	伊予ざつま/ひもご/ひじきの梅肉煮
高知	かつおのたたき/かつおめし/皿鉢料理
福岡	白魚料理/鶏の水炊き/筑前煮/おきゅうと
佐賀	魚はん/干しだらの卵とじ
長崎	しっぽく料理/チャンポン/皿うどん/豚大根/カラスミ
熊本	からしれんこん/いきなりだんご/ひともじのぐるぐる/干したけのこの煮物/ふだん草の芋みそ和え/せんだご汁
大分	うずみみそ/ちぎり/あごのそぼろ煮/さらしくじらの酢みそ
宮崎	しいたけめし/甘鯛といかの酒蒸し/冷や汁/湯なます
鹿児島	酒ずし/とんこつ/つけ揚げ/さつま汁/きびなご料理
沖縄	ジューシー/セーファン

出典：[石川、1999] p.168 を基に作成

する農産物や水産物などの食料資源に恵まれている。郷土料理は地域の気候や風土の下で産出された特産物を主な食材として、その土地で生まれたものである。

郷土料理は大別すると、次のように分類できる。

①食材・調理法など伝承形態によるもの

米どころの秋田のきりたんぽ鍋や、琵琶湖で取れた鮒を保存するための鮒寿司、いかなごを佃煮にした兵庫のくぎ煮などは、その地方の特産物を用いた料理が伝承されたものである。

②気候・風土など生活環境によるもの

東北など冬が長く厳しい地方では、いろり端で体を温めながら食す鍋料理が多く見られ、北海道の石狩鍋や青森のタラのざっぱ煮などがある。

③歴史的背景や宗教の影響によるもの

歴史的な背景によるものは、江戸時代に中国から伝来した長崎の卓袱料理、琉球王朝時代の宮廷料理といわれている「セーファン」などがある。宗教の影響によるものは奈良の東大寺の修行僧の食事から一般庶民に広まった茶飯や茶粥、中国の黄檗山万福寺から伝来した精進料理の一種である京都の普茶料理などがある。

なお、全国の郷土食について主なものを**図表7**に示した。

3．旬の食材はなぜ体に良いか

旬とは「魚・貝・野菜・果実などの、最も味がよい時。出さかりの時期」である。野菜においては、最も生育条件がそろった環境で育てられ、最も成熟している時期であり、魚介類では、産卵期前の赤身魚なら脂肪量が増加した時期、白身魚なら旨味成分が増す時期、貝類ならグリコーゲンが多くなる時期が旬である。旬に収穫した食材は、味もさることながら、栄養分も最も高い状態にある。旬の食材は季節外れのものと比べて、同じ量を食べたとしても栄養価が高く、良質な栄養分を効率的に摂取できる。近年は栽培や保存技術の向上により、旬の食材が分かりにく

くなっているが、旬の食材を日々の食生活に取り入れたいものである。旬の食材は、私たちの体に必要な栄養などを季節ごとに与えてくれる。例えば、旬が春のタケノコやフキノトウ、ウドなどの食材が持つ苦味などは、冬の間ゆっくり過ごした胃腸の働きを優しく目覚めさせてくれる役割がある。また暑い夏には、キュウリやトマトなどの野菜や酸味のある果物が旬であり、これらの野菜・果物には暑い夏を乗り切るために、体を冷やしたり、食欲を増進したりする効果があるといわれている。一方、秋から冬にかけては、体を温めてくれるダイコンやゴボウなどの根菜類が旬を迎えるなど、旬の食材はその時期の体が欲する食材であり、だからこそ、おいしいと感じる。旬の食材は、栄養価が高くておいしいということだけではなく、日本の美しい四季を感じさせてくれる。

4．地産地消

地産地消とは「地域生産・地域消費」の略であり、その土地で作られたものをその土地で食べようという意味である。「身土不二」とも言われる。地産地消の長所は、輸送する時間や距離が短いため、鮮度の良いものが手に入るだけでなく、輸送にかかるエネルギーが少なく済むので

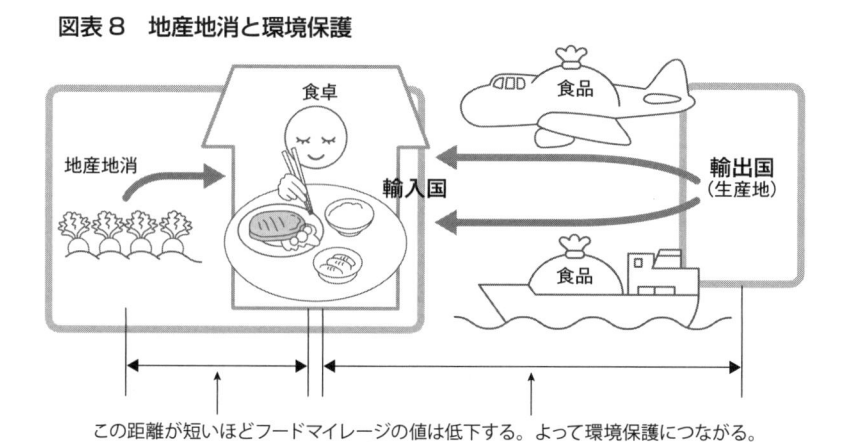

図表８　地産地消と環境保護

この距離が短いほどフードマイレージの値は低下する。よって環境保護につながる。

出典：［喜多野ほか、2011］p.7を基に作成

環境に優しいことである（**図表8**）。また、地域産業を活性化するとともに地域の伝統的な食文化を維持することができ、それが日本の食料自給率の向上につながることから、農林水産省をはじめ各地でさまざまな取り組みが行われている。

【演習課題】
1. 住んでいる地域や学校の所在地周辺で収穫される農・畜・水産物について調べなさい。さらに、その食材の旬や、食材を使った郷土料理について調べなさい。
2. 子どもの頃に経験した年中行事や通過儀礼について調べ、その時に食べた行事食や儀礼食について、その内容と意味をまとめなさい。

【引用・参考文献】
石川寛子編『食生活の成立と展開』（放送大学教材）財団法人放送大学教育振興会、1995年
石川寛子編『地域と食文化』（放送大学教材）財団法人放送大学教育振興会、1999年
江原絢子・石原尚子編『日本の食文化』アイ・ケイコーポレーション、2011年
川端晶子・和田淑子『食生活デザイン』家政教育社、2004年
喜多野宣子・近藤民恵・水野裕士『食べ物と健康Ⅰ』（健康・栄養系教科書シリーズ）化学同人、2011年
福田靖子・小川宣子編『食生活論〔第3版〕』朝倉書店、2007年
藤沢良和『子どもの心と体を育てる食事学』第一出版、2002年
スローフードジャパンHP（http://www.slowfoodjapan.net/）

第13章

保育所・幼稚園の給食

田中　卓也

第1節 学校給食の歴史と現状

1．学校給食の歴史

　わが国における学校給食の始まりは、1889年に遡ることができる。山形県鶴岡町に所在する大督寺内に設けられた私立忠愛小学校において、貧困家庭の子弟を対象に無償で昼食を提供したのが最初という。当時の給食の献立は、「おにぎり」「焼き魚」「漬け物」であり、これらを学校で調理し、教室で食したようである。

　その後、給食は貧困児童の救済と就学奨励や栄養の改善の効果が認められ、全国各地に広がりを見せていった。1907年には秋田県や広島県で学校給食が実施され、1911年には岩手県、静岡県、岡山県でも実施された。大正期に入ると、東京府ではパンによる学校給食も開始した。

　昭和期に入ると、国家補助により、学校給食が行われることとなった。しかしながら第二次世界大戦の勃発により、国内では食糧不足が深刻な状況となり、ほとんどの学校において学校給食の中止を余儀なくされることになった。

　第二次世界大戦中から戦後にかけて、食糧事情の逼迫により、多くの国民は栄養失調になった。このことは、成長期である小学校児童の体位にも大きく影響を与えることとなった。このような状況に鑑み、文部省、農林水産省、厚生省の三省による次官通達「学校給食実施の普及省令について」（1946年）を発令し、戦後のわが国における学校給食の基本方針が打ち出された。また各都道府県学校給食会も組織されるようになり、計画的な需給業務を行うよう各都道府県での受け入れ体制についての指示が出されるようになった。

2. 学校給食の目的と目標

(1) 目的

　学校給食は、1954年に制定された「学校給食法」に基づいて学校教育の一環として現在まで実施されている。また小・中学校の学習指導要領においては、特別活動の学級活動に位置づけられており、年間を通じて原則週5回、授業日の昼食に実施されることになっている。学校給食は児童・生徒の健康増進、体位向上を図るだけではなく、給食時間において計画的・継続的に指導を行うことで児童・生徒に望ましい食習慣と食に関する実践力を身につけることが期待されている。

　2008年6月に学校給食法が改正され、同法第1条では「学校給食が児童及び生徒の心身の健全な発達に資するものであり、かつ、児童及び生徒の食に関する正しい理解と適切な判断力を養う上で重要な役割を果たすものであることにかんがみ、学校給食及び学校給食を活用した食に関する指導の実施に関し必要な事項を定め、もって学校給食の普及充実及び学校における食育の推進を図ることを目的とする」と、より明確にその目的が示された。

(2) 目標

　目標については、学校給食法第2条において、学校給食の目標が次のように定められている。

　①適切な栄養の摂取による健康の保持増進を図ること。
　②日常生活における食事について正しい理解を深め、健全な食生活を
　　営むことができる判断力を培い、及び望ましい食習慣を養うこと。
　③学校生活を豊かにし、明るい社交性及び協同の精神を養うこと。
　④食生活が自然の恩恵の上に成り立つものであることについての理解
　　を深め、生命及び自然を尊重する精神並びに環境の保全に寄与する
　　態度を養うこと。

⑤食生活が食にかかわる人々の様々な活動に支えられていることについての理解を深め、勤労を重んずる態度を養うこと。
⑥我が国や各地域の優れた伝統的な食文化についての理解を深めること。
⑦食料の生産、流通及び消費について、正しい理解に導くこと。

教育の目的を実現するために、これらの目標の達成に努力しなければならないのである。

3．給食の種類

学校給食は大きく分けて、①完全給食、②ミルクとおかずの補食給食、③ミルクのみのもの、の3つの種類がある。現在、小学校では約95％、中学校では約70％が完全給食を採用している。なお、調理方式については、共同調理場（センター）方式が増加しており、単独校式は減少傾向にある。また米飯給食については、週3回以上の実施が目指されている。

なお、バイキング給食、セレクト給食、青空給食、招待給食などの形態の給食を実施している学校もある。また、北海道のサンマ、シシャモ、サケを活用した「ふるさと給食」など地場産物を取り入れた献立や、郷土料理を取り入れた給食等も見られる。

4．給食の指導内容

学校における食に関する指導の推進に大きな役割を担うのは、栄養教諭である。その職務については、肥満、偏食、食物アレルギーなどの児童・生徒に対する個別指導のほか、学級活動、教材、学校行事などの時間において、学級担任らと協力して、集団的な食に関する指導を行うことになる。また教職員や家庭・地域と連携した食に関する指導を推進するために連絡・調整を行うことが望まれる。

2006年に出された「食育推進基本計画」には、学校や保育所における食育推進の動きの中で、「学校給食の充実」が取り上げられている。学

校給食が生きた教材として、活用されるよう取り組み、食物アレルギーへの対応や地産地消を進めるために生産団体などと連携し、学校給食における地場産物の活用の推進、米飯給食のいっそうの普及・定着を図りつつ、地域の生産者、生産に関する情報を子どもに伝達する取り組みの推進などについて示された。かつて、ある小学校で、担任の不手際のため児童が食物アレルギーによるアナフィラキシーショックで死亡する事故が発生していることからも、学校給食においては細心の注意が必要である。

2007年には文部科学省から「食に関する指導の手引き」が出された。そこには「食に関する指導の目標」が示されており、食事の重要性や食事の喜び、楽しさの理解や、心身の成長や健康の保持増進のうえで望ましい栄養、食物の取り方の理解、正しい知識・情報に基づいて、食品の品質および安全性について自ら判断できる能力を身につけることなどが示されている。

第2節　保育所の給食の歴史と現状

1. 保育所における給食の歴史

保育所は、第二次世界大戦後の1947年に公布された児童福祉法による位置づけにより設置されている。児童福祉施設最低基準によれば、そこでは入所している者に給食を与えるときは、できる限り発育に欠かせない栄養量を含むものでなければならないこと、さらに調理室を設置することも述べられている。1951年に出された「児童憲章」においても「すべての児童は、適当な栄養と住居と被服が与えられ、また疾病と災害からまもられる」と示されており、保育所ではこれらの理念に基づいて給食

を与えている。終戦後は食糧難の時代であり、児童への栄養補給を目的として給食制度が開始された。また、戦争で夫や息子を亡くした戦争未亡人が増加したこともあり、生活のためには女性も働かなければならない状況の中で、子どもを預かることのできる保育所は、家庭生活を支えるうえで大いに貢献した。

その後高度経済成長期を迎えたわが国では、核家族化・都市化の進行に伴う女性労働者の増大、生活様式の変化などさまざまな要因により、保育所数は増大の一途をたどった。それとともに、これまでの保育内容の見直しが図られるようになり、保育所の給食の考え方や質もしだいに変化していった。母親が労働に従事するようになると、長時間保育の受け入れ可能な保育所に入所させる者も増加し、授乳や集団離乳、離乳食などへの配慮もなされた。さらに手作りのおやつなども登場し、1970年代には、給食の内容や環境等も注目されるようになった。1975年には厚生省が、スローガンとして「母乳運動」を掲げ、保育所においても冷凍母乳による授乳が普及するようになった。そのため清潔で衛生的な保育所施設が求められ、母乳育児を望む母親のために、調乳室、専用冷蔵庫の設置が進むことになったのである。

1980年代になると、子どもたちの「食物アレルギー」、「アトピー性皮膚炎」の問題が取り上げられた。皮膚のケアはもちろん、食の内容による治療も重要とされた。このため、給食担当の職員によりアレルギー食を中心とする個別の子どもに応じた給食が設定された。

2004年には厚生労働省から「保育所における食育に関する指針」が出され、2008年の「保育所保育指針」においても、食育への取り組みが明確に示されるようになり、各保育所ではそれぞれの食育実践が求められていくことになった。

2．特定給食施設の定義と目的

保育所では、昼食とおやつが給食という形で実施されている。特定か

つ多数の者に対して、継続的に食事を与えながら、栄養管理を必要とする給食のことを「特定給食」と呼び、またその施設は「特定給食施設」といわれる。

　特定給食施設は継続的に一度に 100 食以上、または一日 250 食以上の食事を供給する施設を指し、2002 年に公布された「健康増進法」によれば、栄養の指導を行うために、施設に管理栄養士を配置しなくてはならないと定められている。家庭に代わって食事を提供するということもあり、栄養が満たされるのはもちろんのこと、心が満たされ真心のこもった食事を提供しなければならない。そのために栄養教育、情操教育、衛生教育の 3 点から教育指導に当たる必要がある。

3．給食関連法令と行政指導

　昨今、保育所や幼稚園などにおける「O-157 による集団感染」の事故が後を絶たない。事故を起こした保育所や幼稚園は、給食再開に当たって保健所から、調理場の汚染・非汚染区域を明確に分けること、前日調理をしないこと、調理器具を食品別・用途別にすることなどの指導を受けることになる。小・中学校の給食では常識の基準が、幼稚園における給食では十分に守られていないこともある。学校給食法第 2 条で、食事について正しい理解を深め、望ましい食習慣を養う、という旨明記されているが、幼稚園の給食は園の判断で実施されることになっており、同法の適用外であるという問題も指摘される。保健所では、管内の給食を実施している保育所・幼稚園に対して、食品衛生法に基づく指導などを行うことになっている。

第3節 衛生管理

1．健康増進法と食品衛生法

　健康増進法は、厚生省（現在の厚生労働省）が2000年に制定した「21世紀における国民健康づくり運動」を具体化する法律として、2002年8月に公布、2003年5月から施行された。医療制度改革の一環として以前廃止された「栄養改善法」の内容も含まれている。

　健康増進法の目的は、高齢化社会に対応した国民の健康増進策の基本を決め、国民保健の向上を図ると定められている。また法律の対象は国民と健康増進事業実施者と定められており、全39条で構成されている。同法第2条では、国民は生活習慣の重要性を理解し、生涯にわたって健康増進に努めなければならないと記されている。

　一方、食品衛生法では、食品を製造・販売等する際に、許可等が必要な業種、施設の基準等について定められている。また食品添加物についても記されており、原則として指定されたもの以外は使用することができないことになっており、指定されたものでも、使用に当たっては量や対象食品等が限定されている場合がある。そのほか「食品の表示」「食品のアレルギー表示」についても掲載されていることは、ぜひ知っておきたいことである。

2．栄養士配置規定

　健康増進法においては、「特定給食施設であって、特別の栄養管理が必要なものとして厚生労働省令で定めるところにより都道府県知事が指定する施設」の設置者は、当該特定給食施設に管理栄養士を置かなければならないことを定めている。保健所は必要な調査を行い、基準に合致

する施設には管理栄養士の必置指定について設置者に「管理栄養士必置指定通知書」を交付することになっている。また、健康増進法では、管理栄養士必置指定施設が管理栄養士を置かない場合について、都道府県知事に次のような権限を規定している。

①管理栄養士を置かない当該特定給食施設の設置者に対し、管理栄養士を置くよう勧告することができる。
②勧告を受けた施設が、正当な理由がなくその勧告に係る措置をとらなかったときは、設置者に対し、その勧告に係る措置をとるべきことを命令することができる。
③措置命令に違反した場合には、50万円以下の罰金を科す。

3．食品衛生の基本原理

(1) 食品衛生三原則

第1に、作業室内に異物やバクテリアを持ち込まないことである。室内に入るもの全てから異物を取り除き、殺菌する。手をよく洗うことをはじめとして、長靴、運搬具もしっかり洗い、殺菌する。また害虫・ネズミ等の進入経路を見つけ、進入しない対策を講じることや、井戸水・受水槽については塩素消毒などの衛生管理も確実に行う。

第2に、作業室内から異物・バクテリアを発生させないことである。作業室内のもの全てから異物を出さず、雑菌を広げないようにするためには、毛髪が出ないように帽子を着用したり、作業室・機械・器具類を常に殺菌し、清潔に使用することが必要となる。このことで雑菌の増加を抑えられる。また、低温で保管することは雑菌の増殖を防ぐことができるので、とても大切である。

第3に、作業室内から異物・バクテリアを排除することである。室内に不用なものは置かないようにしたり、室外に片づけたりすることがよいであろう。例えば、肉を包んだビニール・段ボール紙やカットくず肉に異物・バクテリアは発生しやすいといわれるので、早めに片づけたい。

また、精肉は速やかに冷蔵庫に入れるようにする。

(2) HACCP

HACCP（Hazard Analysis Critical Contorl Point）とは、「危害分析重要管理点監視」とか「危害分析重要管理点方式」のことをいう。これは、食品製造システムにおけるO-157やサルモネラ菌などの食品危害対策のためのものである。従来の食品衛生管理は、食品を製造した後、その食品のサンプルを検査して出荷する、あるいは出荷しているものを定期的に検査するという方式である。しかし、これでは検査した製品以外がだいじょうぶだという保証はどこにもない。これに対してHACCPでは、製造する食品の製造工程の中の危害が発生しそうな場所で、集中的に監視を常に行うのである。

「食品の製造過程の管理の高度化に関する臨時措置法」(HACCP支援法)が2003年7月1日に施行されたことにより、農林水産省は、HACCPによる衛生管理の普及・促進を各都道府県に通知している。

4．食中毒の原因と予防

食中毒には、細菌によるもの、ウイルスによるもの、自然毒によるもの、化学物質の混入によるものがある。

最も発生率が高いのは細菌性の食中毒である。細菌によるものは、食物中に含まれるサルモネラ菌、腸炎ビブリオ、カンピロマスター、病原性大腸菌などの細菌が増殖した食品を摂取することで起こる感染型と、黄色ブドウ球菌やボツリヌス菌などの細菌が作る毒素を摂取することで起こる毒素型があるといわれる。子どもたちに体験調理をさせる際には、指や手に傷がある子どもは厳禁である。これは、黄色ブドウ球菌から食中毒を防止するためである。

ウイルスによるものとしては、生牡蠣などが原因で起こるノロウイルスなどがある。近年、患者数で最も多いのはノロウイルスであり、この

ウイルスによる食中毒は、O-157 と並んで感染力が強いため、学校では要注意とされている。

また自然毒としては、植物性のものでは毒キノコ、じゃがいもの芽、動物性のものではふぐ毒、貝毒などがある。

化学物質としては、洗剤、殺虫剤などが混入する場合も考えられる。

食中毒の症状は、下痢、腹痛、発熱、嘔吐、麻痺など、感染した細菌や毒によって異なる。ボツリヌス菌やふぐ毒、病原性大腸菌の一つである腸管出血性大腸菌 O-157 などは、死に至ることもあり危険である。これまで、多くの人が食中毒で亡くなっており、とりわけ乳児は気をつけたい。

また子どもについては、感染防止のために、正しい手洗いやうがいの方法の指導を徹底したい。調理体験の際には、適切な調理用の服装、爪切り、手洗いなどは必ず行うように心がける必要がある。

5．施設の衛生管理

子どもは抵抗力が弱く、食事摂取による食中毒、感染症においては命に関わることも多いといわれる。給食による食中毒、異物混入事故は、「製造物責任法（PL法）」や「食品衛生法」などにより、事故賠償請求の対象となるものであり、保育所経営が立ち行かなくなる事態にならないとも限らない。

保育所・幼稚園では、さまざまな感染症を予防するために、保育室やトイレ、おむつの交換、汚物処理、プール、園庭などの衛生管理には気をつけなければならない。施設の衛生管理に心がけるととともに、子どもたちが直接口にする玩具、歯ブラシ、コップなどは清潔に保つ必要性がある。特に、ふん便に関連する二次感染を防ぐためには、おむつの交換や汚物処理においては極めて注意をしなければならない。おむつ交換の際には、専用のエプロンを着用し、使い捨ての手袋を使用することが求められるし、使用するマットレスなどについてもしっかり消毒をして

おく必要がある。

6．手洗いの励行

(1) 手洗いの習慣

　乳児は自分で手洗いできないので、保育者が子どもを抱いて手を洗うか、おしぼりタオルで手指を清潔にする。幼児には、食事の前に手を洗うように声掛けをする。また排泄の後には、必ず手洗いをさせるようにする。子どもの年齢に応じて、手洗いに関心を持たせるようにし、子どもが自発的に手を洗う環境を作ることが大切である。また、感染予防のために、手拭きタオルやハンカチは共用しないようにし、一人ずつ用意させる。

　身体の中で最も細菌が付着しやすいのは手指である。手洗いは感染予防の基本であり、保育士が日常の保育において手洗いを実施することは、集団保育における感染予防のために重要である。

　また、手洗いは健康的な生活習慣の基本となるので、乳幼児期の健康教育の重点となる。登所時や帰宅後、食事前や排泄後などにおける手洗いの習慣は、早い時期に身につけさせるようにしたい。

　手洗いの仕方は、次のとおりである。
①袖をまくる。
②流水で手首から先を十分に濡らす。
③液体石鹸を手につけて泡立てる。
④手のひらを合わせ、よくこする。
⑤手の甲、指の間を十分に洗う。
⑥指先、爪の間をよくこする。
⑦親指と親指の付け根を握ってねじり洗いをする。
⑧手首を忘れずに洗う。
⑨指から指先までよく洗い流す。

　とりわけ子どもは、遊びで泥、粘土なども使用するので、いろいろと

汚れが手に付く。手に付着した泥や絵の具などは、まず流水でよく洗い流すことを教える。その後、固形せっけんあるいは薬用せっけん液を用いて手洗いを行うようにする。

(2) 手洗いに使用する薬剤・薬品

日常的な手洗いは、液体石鹸を用いて手を洗い、流水で十分にすすぐ方法が望ましい。手洗いを頻繁に行うと、手荒れが起こりやすくなる。これは皮膚の脂肪分がなくなり、皮膚の表面に細かい傷ができている状態である。健康な皮膚を保つためには、手洗いの後に保湿クリームを塗り、皮膚の乾燥を防ぐことが重要となる。

もし感染性胃腸炎が発生した場合には、保育士は患児の排泄物や吐物の処理をするので、手が汚染されることになる。ほかの子どもへの感染を予防するために、アルコール消毒を行わなければならない。感性症が発生した場合、消毒薬を用いて洗面台、便座、床など清潔にする必要がある。

【演習課題】
1．保育所の給食についての献立を入手して、その特徴についてまとめなさい。
2．児童福祉施設における給食の役割、現状、課題、献立の作成方法について答えなさい。
3．給食の歴史についてまとめなさい。

【引用・参考文献】
小口将典「子育て家庭を支える保育所給食の役割——家庭生活の理解と支援に向けての若干の考察」『医療福祉研究』第6号、2010年
厚生労働省『日本人の食事摂取基準〔2010年版〕』第一出版、2010年

高内正子監修『子どもの食と栄養』保育出版、2010 年

峯木真知子・高橋淳子編『子どもの食と栄養』（新時代の保育双書）みらい、
　　2011 年

山口和子編『小児栄養』ミネルヴァ書房、1998 年

「学校給食の歴史　日本編」（homepage3.nifty.com）

「管理栄養士の必置指定について」（kutei/kanri.html）

「検証 O -157 集団感染」（http://www.tokachi.co.jp/kachi/jour/O157/10.
　　htm）

「食品衛生管理の基礎知識」（http://kumamoto.lin.gr.jp/eisei/eisei.html）

… 第14章

食 育

細川 裕子

第1節　食育基本法の制定と意義

1. 食育とは

　食生活の多様化とともに、食を取り巻く状況にはさまざまな問題が生じている。特に子どもにおいては朝食の欠食、不規則な食事、孤食、偏食、肥満とやせなどの問題が深刻化し、増加の一途をたどる生活習慣病を予防するうえでも、子どもの食の問題を看過することはできない。また、栄養面にとどまらず、食の安全性の問題や食料自給率の低迷、食を大切にする心の欠如、氾濫する食情報など、食環境は大きく変化している。このような背景の下、食育を重要課題として、2005年7月、「食育基本法」が施行された。「食育基本法」では、食育を「生きる上での基本であって、知育、徳育及び体育の基礎となるべきもの」と位置づけるとともに、「様々な経験を通じて『食』に関する知識と『食』を選択する力を習得し、健全な食生活を実践することができる人間を育てる食育を推進することが求められている」(前文)としている。

　子どものころの食習慣は将来に大きく影響し、大人になってからの行動変容は難しい。「食育はあらゆる世代の国民に必要なものであるが、子どもたちに対する食育は、心身の成長及び人格の形成に大きな影響を及ぼし、生涯にわたって健全な心と身体を培い豊かな人間性をはぐくんでいく基礎となるもの」(同上)として、家庭、学校、保育所、地域等を中心に、国民運動として取り組むことを課題としている。

2. 食育の推進

　食育に関する施策を具体化し、総合的かつ計画的に推進するために、2006年3月には「食育推進基本計画」が策定された。基本的な方針と、

主要な項目についての定量的な目標値が掲げられている。

　2006年から5年間を対象とした第1次食育推進基本計画では、すべての都道府県において食育推進計画が作成・実施され、「食育の推進に関わるボランティアの数」、「内臓脂肪症候群（メタボリックシンドローム）を認知している国民の割合」については目標値を達成した。2011年から2015年までの第2次計画では、単なる「周知」から「実践」することを目標として、①生涯にわたるライフステージに応じた間断ない食育の推進、②生活習慣病の予防および改善につながる食育の推進、③家庭における共食を通じた子どもへの食育の推進、の3つを重点課題としている。

第2節　発達段階に応じた食育

　食育はすべてのライフステージに必要であるが、心身の発育・発達過程にある子どもの食育はとりわけ重要である。望ましい生活習慣を身につけ正しい食生活を実践していくことは、生涯にわたった生活習慣病一

図表1　食を通じた子どもの健全育成の目標

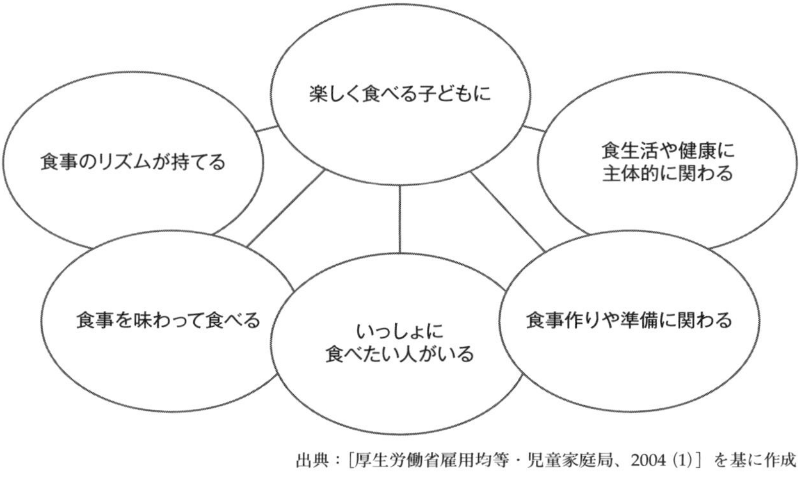

- 楽しく食べる子どもに
- 食事のリズムが持てる
- 食生活や健康に主体的に関わる
- 食事を味わって食べる
- いっしょに食べたい人がいる
- 食事作りや準備に関わる

出典：[厚生労働省雇用均等・児童家庭局、2004（1）]を基に作成

図表2　発育・発達過程に応じて育てたい「食べる力」

＜授乳期・離乳期＞－安心と安らぎの中で食べる意欲の基礎づくり－ ○安心と安らぎの中で母乳（ミルク）を飲む心地よさを味わう ○いろいろな食べ物を見て、触って、味わって、自分で進んで食べようとする ＜幼児期＞－食べる意欲を大切に、食の体験を広げよう－ ○おなかがすくリズムが持てる ○食べたいもの、好きなものが増える ○家族や仲間といっしょに食べる楽しさを味わう ○栽培、収穫、調理を通して、食べ物に触れ始める ○食べ物や身体のことを話題にする ＜学童期＞－食の体験を深め、食の世界を広げよう－ ○1日3回の食事や間食のリズムが持てる ○食事のバランスや適量が分かる ○家族や仲間といっしょに食事作りや準備を楽しむ ○自然と食べ物との関わり、地域と食べ物との関わりに関心を持つ ○自分の食生活を振り返り、評価し、改善できる ＜思春期＞－自分らしい食生活を実現し、健やかな食文化の担い手になろう－ ○食べたい食事のイメージを描き、それを実現できる ○いっしょに食べる人を気遣い、楽しく食べることができる ○食料の生産・流通から食卓までのプロセスが分かる ○自分の身体の成長や体調の変化を知り、自分の身体を大切にできる ○食に関わる活動を計画したり、積極的に参加したりすることができる

出典：［厚生労働省雇用均等・児童家庭局、2004 (1)］を基に作成

次予防の基本である。2004年に作成された「楽しく食べる子どもに──食からはじまる健やかガイド」では、①食事のリズムが持てる、②食事を味わって食べる、③いっしょに食べたい人がいる、④食事作りや準備に関わる、⑤食生活や健康に主体的に関わる──を目標に、「楽しく食べる子ども」を理想像としている（図表1）。また、発育・発達過程に応じた「食べる力」を育むためのポイントを示している（図表2）。

1．授乳期・離乳期

　授乳期・離乳期には、安心と安らぎの中で母乳（ミルク）を飲み、離乳食を食べる経験を通して、食欲や食べる意欲の基礎を作る時期である。

授乳期から、子どもは毎日食と関わる。母親とのスキンシップの下、母乳（ミルク）を、目と目を合わせ、優しい声掛けと温もりを通してゆったりと飲むことで、心の安定がもたらされ、食欲が育まれていく。

　離乳期には、離乳食を通して、母乳（ミルク）以外の食べ物に親しみながら、咀嚼と嚥下を体験していく。おいしく食べた満足感が、食べる意欲につながる。離乳期後期には、自分でつかんで食べたいという意欲が芽生え、「手づかみ食べ」が始まる。スプーンや食器にも関心を持ち始め、いろいろな食べ物を見る、触る、味わう体験から自分で進んで食べようとする力を育んでいく。五感を使って食の楽しさを体験することは、子どもの発育・発達を促すうえで大きな役割を担っている。

2．幼児期

　幼児期は、心身の発達が旺盛であり、基本的な生活習慣を習得する時期である。体を動かして十分に遊び、「おなかがすいた」感覚を繰り返し持ち、体験することで、規則正しい生活リズムの基礎を作ることができる。活動範囲が広がり、好奇心も強くなるため、食への興味や関心が持てるように、豊かな食の体験を広げていくことが大切である。

　この時期には食べ物の好き嫌いが出てくる一方で、調理を手伝ったり、栽培や収穫に関わるなどの体験を通して食べ物に触れ始め、食べたいもの、好きなものが増えていく。また、家族や仲間といっしょに食べる楽しさを味わうことで身近な人との基本的信頼感を確認でき、子どもが体験を広げていく基盤になる。さらに、買い物や食事の場面、遊びや絵本を通して食べ物や身体のことを話題にする体験を重ねることで、子ども自身が情報の発信者になることもできる。食前・食後の挨拶や、食事のマナーを学ぶことは、自然の恵みに対する感謝の心を育むことになる。

3．学童期・思春期

　学童期・思春期は、さまざまな学習を通して、食に関する幅広い知識

を習得し、健康や福祉、環境問題や国際理解などとの関連の中で、食の広がりについて学んでいく時期である。周りの人と関わり、食文化に触れ、環境について積極的に関わることが楽しいと感じるようになる。

　学童期には学校給食が始まる。学校給食を大いに活用し、望ましい生活習慣と食を営む力を確立させることが重要である。この時期の食生活は、その後の成長や生涯にわたる健康問題につながる。1日3回の食事により規則正しい生活リズムを形成・維持し、適正な食事の習慣化を図る。食の自立を促し、食を大切にする心を育て、食に関する正しい知識と判断力を育成していく。

　思春期は精神的・身体的変化が著しく、子どもから大人へ移行する時期である。部活動、受験勉強、塾通いなどから生活のリズムが変化し、朝食の欠食や孤食、家庭外での食事が増えてくるため、食習慣が乱れやすくなる。過度の瘦身願望が摂食障害につながる危険性も見られる。自分の健康や食生活に関する課題を見つけ、改善点を考え、食を自己管理し、自分らしい食生活の実現を図っていくことが求められる。

第3節　地域・家庭との連携

　食育基本法第6条では「食育は、広く国民が家庭、学校、保育所、地域その他のあらゆる機会とあらゆる場所を利用して、食料の生産から消費等に至るまでの食に関する様々な体験活動を行うとともに、自ら食育の推進のための活動を実践することにより、食に関する理解を深めることを旨として、行われなければならない」としている。食育をより効果的に発展的に推進させるためには、地域や家庭との連携は不可欠である。

1．地域との連携

　子どもの生活は地域社会との関わりが大きい。保育所が食育を豊かに

推進していくためには、小学校などの教育機関、保健所や保健センターなどの保健機関、医療機関、子育て支援センター、生産者、食品関連業者などと連携を図り、協力を得ることが有効である。食育の目標を共有して取り組むことにより、地域の実情に合った充実したものとなってくる。食育担当者が地域の各関係機関と情報交換の場を設け、食育を推進する体制作りを整備することが望まれる。

　地域における農林漁業に関する体験活動や、公民館等の公共施設における地場産物を活用した料理教室など、積極的な行事への参加は、食文化を学習し、食育を発展的に推進・継続させるうえで貴重である。

2．家庭との連携

　子どもの生活の基盤は家庭にある。食育は従来、家庭で主に行われていたものであるが、親世代の食に関する知識や技術が不足しており、家庭でのしつけを保育所や学校に依存している保護者も多い。保護者自身、学ぶ機会が乏しく、さらに家族の形態そのものが多様化している。夜型の生活や朝食の欠食など、保護者の不適切な食生活が子どもに与える影響は大きく、子育て家庭の食生活が危機的状況にあると言っても過言ではない。家庭における生活習慣や食生活の乱れは、個々の家庭や子どもの問題として見過ごすことなく、社会全体の問題として取り組むことが重要な課題となっている。

　保護者に食への関心と理解を深めてもらうためには、積極的に情報の収集と発信を行うことが必要である。給食の献立をはじめ各種食育の取り組みについて伝えることは、保護者への啓蒙につながる。また、教育現場での子どもの様子、家庭での様子を情報交換し、課題を共有することで、保護者の相談に対して積極的な助言や支援を行うことができる。

第4節 栄養教諭制度

1. 栄養教諭制度の創設

　子どもたちの食の乱れや健康への影響が深刻化している。学校現場においても、栄養や食事の取り方などについて、正しい知識に基づいて自ら判断し、食をコントロールしていく「食の自己管理能力」や「望ましい食習慣」を子どもたちに身につけさせるための食育が必要である。このため、学校における食育の推進に中核的な役割を担う「栄養教諭」制度が創設され、2005年より発足した。食育推進基本計画において、「学校における食育の推進のためには、子どもが食について計画的に学ぶことができるよう」に、「関係教職員が連携、協力しながら、栄養教諭が中心となって組織的な取組を進めることが必要である」と示されている。

2. 栄養教諭の職務

　学校栄養職員は「学校給食の管理」を主な業務とするが、栄養教諭は、栄養に関する専門性と教職としての専門性を有し、児童・生徒に対して直接「食に関する指導」を行うことができる。肥満、偏食、食物アレルギーなどの個別指導をはじめとして、学級担任、教科担任と連携した学級活動や、学校行事等における集団的な指導、学校医や養護教諭と連携した保健指導のほか、他の教職員や家庭・地域との連絡・調整に当たり、学校全体の食育を推進するコーディネーターの職責を担う。

　また「学校給食の管理」を兼務しているため、食育の生きた教材である学校給食を通して、地場産物を活用した食品の栄養や流通について、幅の広い実践的な指導を行うことができる。「食に関する指導」と「給食の管理」を一体的に行うことは、高い相乗効果をもたらす。

第5節 食育の計画と評価

　保育所は、乳幼児が一日の生活時間の大半を過ごすところであり、保育所における食事の意味は大きい。食事は空腹を満たすだけでなく、人間関係や信頼関係の基礎を作る営みでもある。保育所における食育は、「食を営む力」の育成に向け、その基礎を培うことが目標である。食育の実践は、通常、計画（Plan）・実践（Do）・評価（See）・改善（Action）の取り組みを密接に関連づけながら展開していく。

1．保育所における食育の計画

　「保育所における食育に関する指針」(2004年)では、楽しく食べる子ど

図表3　保育所における食育の目標

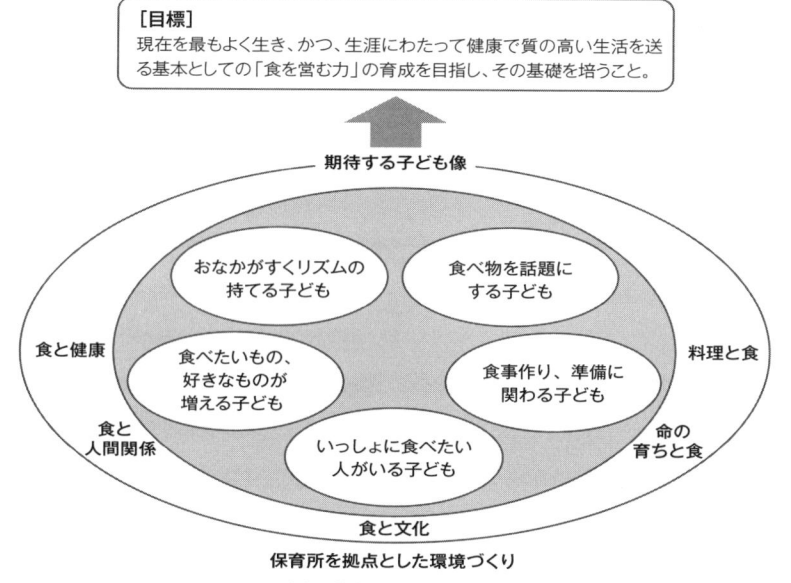

[目標]
現在を最もよく生き、かつ、生涯にわたって健康で質の高い生活を送る基本としての「食を営む力」の育成を目指し、その基礎を培うこと。

↑
期待する子ども像

- おなかがすくリズムの持てる子ども
- 食べ物を話題にする子ども
- 食べたいもの、好きなものが増える子ども
- 食事作り、準備に関わる子ども
- いっしょに食べたい人がいる子ども

食と健康／料理と食／食と人間関係／命の育ちと食／食と文化

保育所を拠点とした環境づくり

出典：［厚生労働省雇用均等・児童家庭局、2004 (2)］を基に作成

図表4 保育所における具体的な実践例

保育所

（「食育」の視点を含めた指導計画の作成および評価・改善を踏まえて）

◎遊ぶことを通して
子どもの主体的な活動を大切にし、乳幼児期にふさわしい体験が得られるように、遊びを通した総合的な保育

◎食文化との出会いを通して
- 旬の食材から季節感を感じる
- 郷土料理に触れ、伝統的な日本特有の食事を体験する
- 外国の人々など、さまざまな食文化に興味や関心を持つ
- 伝統的な食品加工に出会い、味わう
- 気持ちよく食事をするマナーを身につける

◎料理作りへの関わり
- 料理を作る人に関心を持つ
- 食事を催促したり、要望を伝えたりする
- 食事の準備や後片づけに参加する
- 自分で料理を選んだり、盛りつけたりする
- 見て、嗅いで、音を聞いて、触って、味見して、料理を作る

◎食べることを通して
- 好きな食べ物をおいしく食べる
- さまざまな食べ物を進んで食べる
- 慣れない食べ物や嫌いな食べ物にも挑戦する
- 自分の健康に関心を持ち、必要な食品を取ろうとする
- 健康と食べ物の関係について関心を持つ

◎人との関わり
- 友達といっしょに食べる
- 保育士といっしょに食べる
- 栄養士や調理員など食事を作る人といっしょに食べる
- 地域のお年寄りなどさまざまな人と食べる
- 身近な大人と食事の話題を共有する

◎自然との関わり
- 身近な動植物と触れ合う
- 自分たちで飼育する
- 野菜などの栽培や収穫をする
- 子どもが栽培・収穫した食材、旬のものや季節感のある食材や料理を食べる

【家庭側】
- 家庭と保育所を結ぶ連絡帳
- 「食事だより」などによる保育所の食事に関する情報提供や給食の実物の展示
- 保護者参観での試食会や親子クッキング
- 子どもの食に関する相談・講座

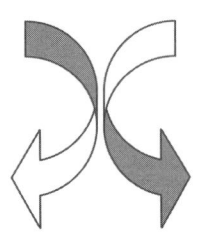

【地域側】
- 地域での農業や食品の製造業従事者によるお話や実演
- 地域の人々との行事食・郷土食などでの触れ合い
- 未就園の地域の子育て家庭への支援を目的とした、離乳食などの食に関する相談・講座

家庭 ⇔ 地域

出典：[厚生労働省雇用均等・児童家庭局、2004 (1)] を基に作成

もに成長していくことを期待して、①おなかがすくリズムの持てる子ども、②食べたいもの、好きなものが増える子ども、③いっしょに食べたい人がいる子ども、④食事作り、準備に関わる子ども、⑤食べ物を話題にする子ども、の5つを目指す子ども像としている。これらの子ども像に沿った食育の実践が求められる。食育の内容は、「食と健康」「食と人間関係」「食と文化」「命の育ちと食」「料理と食」の観点から考える（**図表3**）。

　食育の計画は、「保育所保育指針」を基本として保育所における全体的な計画である「保育計画」と、「保育計画」に基づいた具体的な計画である「指導計画」の中に位置づけられる。計画の作成に当たっては、「保育所における食育の計画づくりガイド——子どもが『食を営む力』の基礎を養うために」（2007年）を参考に、柔軟で発展的なもの、一貫性のあるものとする必要がある。計画には、年間計画などの長期的なものと、月案、日案などの短期的なものがある。具体的な展開としては、まず対象者の状況や特性を把握することが不可欠である。食をめぐる子どもの育ちの問題を収集し、課題を明確にして、基本方針を設定し、計画を作成して実践していく（**図表4**）。

2．評　価

　食育の評価は、計画に基づく実践過程を振り返り、計画と実践を改善するために行う。計画の評価・改善に当たっては、保護者の援助とともに、子どもがどんなことに気づいたのか、発見があったのか、子どもの育ちを丁寧に把握する記録が重要である。

　評価の内容については、子どもの栄養素等摂取量をはじめ、身長・体重など目に見える量的評価のみでなく、数値では表しにくい子どもの心情や意欲など質的評価を行うことも重要となる。子どもの評価以上に、食育を計画し、実践した保育者自身の評価も必要であり、指導力や資質の向上につなげていく。子どもの興味や関心に応じて柔軟に対応し、よ

り良い計画に改善することが求められる。

【演習課題】

- 身につけるべき基本的な食生活習慣とはどんなことか、考えてみよう。
- 体験学習を主とした食育の取り組みについて、調べてみよう。
- 行事食を取り入れた食育を計画してみよう。
- テーマを決めて、保護者に向けた食育だよりを作ってみよう。

【参考文献】

厚生労働省雇用均等・児童家庭局「楽しく食べる子どもに──食からはじまる健やかガイド」2004年 (1)

厚生労働省雇用均等・児童家庭局「楽しく食べる子どもに──保育所における食育に関する指針」2004年 (2)

(財) こども未来財団「保育所における食育の計画づくりガイド──子どもが『食を営む力』の基礎を養うために」2007年

内閣府「第2次食育基本推進計画」2011年

内閣府『平成23年版食育白書』佐伯印刷、2011年

内閣府『平成24年版食育白書』勝美印刷、2012年

第15章

食の安全・安心と配慮を要する子どもへの対応

香川実恵子

第1節 食の安全・安心

1．食の安全・安心をめぐる問題

BSE（牛海綿性脳症）、鳥インフルエンザ、ダイオキシンや環境ホルモン、遺伝子組み換え食品、残留農薬、原産地偽装表示、放射能汚染食品など、我々の周りには食の安全を取り巻くさまざまな課題がある。

(1) 食の安全に関する意識・情報

「食の安全に関する意識調査」（2003年内閣府食品安全委員会）によると、食の安全に対して「非常に不安を感じている」と回答した人が28.8％、

図表1　食品の安全性の観点から不安を感じているもの

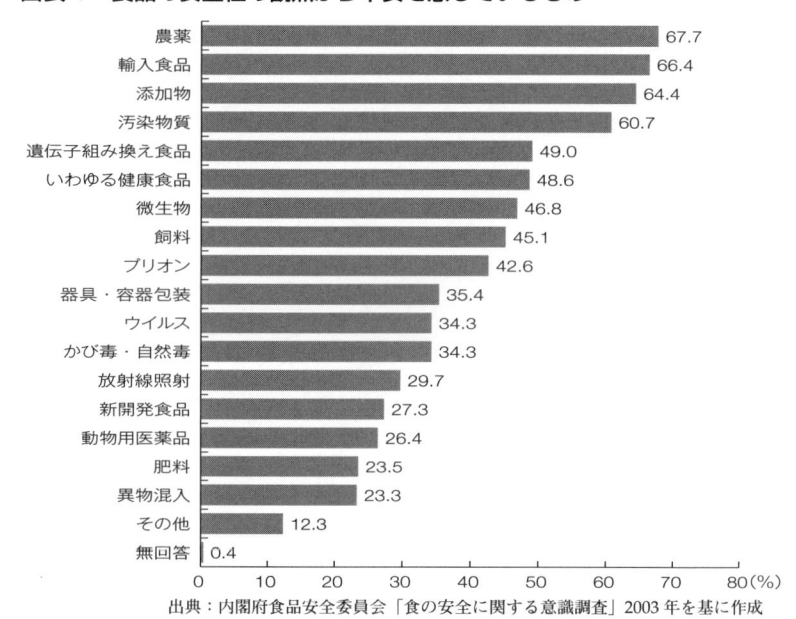

項目	％
農薬	67.7
輸入食品	66.4
添加物	64.4
汚染物質	60.7
遺伝子組み換え食品	49.0
いわゆる健康食品	48.6
微生物	46.8
飼料	45.1
プリオン	42.6
器具・容器包装	35.4
ウイルス	34.3
かび毒・自然毒	34.3
放射線照射	29.7
新開発食品	27.3
動物用医薬品	26.4
肥料	23.5
異物混入	23.3
その他	12.3
無回答	0.4

出典：内閣府食品安全委員会「食の安全に関する意識調査」2003年を基に作成

「多少不安を感じている」と回答した人が66.0％となっており、これらを合わせると、食の安全に対してなんらかの不安を感じている人が全体の94.8％にも上る。また、食品の安全性の観点から、6割を超える人が「農薬」「輸入食品」「添加物」「汚染物質」に不安を感じている（図表1）。

食品の安全性に関する情報は、厚生労働省や農林水産省のホームページで入手することができる。また、食品安全を取り巻く諸問題解決のため、2003年に内閣府に食品安全委員会が設置され、食の安全への不安・疑問から情報提供まで、消費者が意見・質問を寄せることのできる「食の安全ダイヤル」（03-5251-9220, 9221、平日10:00-17:00）や、食品安全委員会の活動が分かるホームページ（http://www.fsc.go.jp/）、メールマガジンなども設けられている。日ごろから食品の安全性について関心を持ち、正しい知識を身につけ、よりよい消費者となるよう心がけたい。

（2）妊娠中、授乳期、幼児期における食品安全

WHOは、「妊婦、胎児、乳児および幼児は、特に、特定の化学物質や微生物による危害を受けやすく、特別な防御が必要である」と述べている（http://www.who.int/foodsafety/fs_management/No_03_nutrition_Apr08_jp.pdf）。すなわち、妊娠中の食品由来疾患は、流産、早産、死産、母体死亡、新生児疾患など、母親、胎児または双方に深刻な健康上の問題をもたらす可能性がある。また、1歳未満の乳児は免疫系が未熟で、特に腎臓や脳などの臓器が発達中であるため、食品由来疾患にかかりやすい。さらに、乳幼児は体重に対する食品摂取量の割合が大人に比べて高いため、食品由来の毒物および汚染物質の影響を受けやすい。

したがって、妊婦および保育者は、食品安全および日常の食生活の問題に関して十分な情報を知り、栄養面だけでなく食品安全面も考えて食事をするようにしなければならない。

2. 食中毒

(1) 食中毒の分類

食中毒とは、飲食物を食べた結果生じる健康障害のことをいう。多くは、嘔吐、腹痛、下痢などの急性の胃腸障害を起こす。食中毒の種類とその原因をまとめると、図表2のようになる。

食中毒統計によると、食中毒の多くは細菌やウィルスなど微生物によるものであり、全体の90％を占める。次いで、毒キノコやフグなどの自然毒が7％、化学物質が1％となっている。

細菌は高温多湿で増えやすいため、蒸し暑い梅雨時期から夏にかけて細菌性の食中毒は多発する。一方、ノロウィルスは冬場に流行し、キノコは秋、フグは冬が多いなど、時期によって発生件数や傾向が異なる。

(2) 細菌性食中毒の予防

食中毒のうち、最も多いのは細菌性食中毒であるといわれており、細菌が増殖しやすい気温や湿度が高くなる時期になると、毎年多くの人々が発症している。腸管出血性大腸菌 O-157 による食中毒事件が1996年を中心に日本各地で発生したが、腸管出血性大腸菌は加熱により死滅するため、生肉を使った肉料理を避けることや、肉の中心部まで十分に加熱することで予防できる。

図表2 食中毒の分類

種類		原因となるもの（例）
細菌性	感染型	腸炎ビブリオ、サルモネラ、病原性大腸菌
	毒素型	ブドウ球菌、ボツリヌス菌など
自然毒	動物性	ふぐ・二枚貝
	植物性	毒キノコ・ジャガイモの芽
ウイルス性		ノロウイルス
化学物質		残留農薬、有害重金属（ヒ素、鉛、水銀）

（筆者作成）

図表3　家庭でできる食中毒予防の6つのポイント

家庭でできる食中毒予防の**6**つのポイント

point ① 食品の購入
- 消費期限などの表示をチェック！
- 肉・魚はそれぞれ分けて包む
- 寄り道しないでまっすぐ帰ろう

point ② 家庭での保存
- 帰ったらすぐ冷蔵庫へ！
- 入れるのは7割程度に
- 肉・魚は汁がもれないように包んで保存
- 冷蔵庫は10℃以下に維持
- 冷凍庫は－15℃以下に維持

point ③ 下準備
- 冷凍食品の解凍は冷蔵庫で
- タオルやふきんは清潔なものに交換
- ゴミはこまめに捨てる
- こまめに手を洗う
- 生肉・魚を切ったら洗って熱湯をかけておく
- 井戸水を使っていたら水質に注意
- 生肉・魚は生で食べるものから離す
- 野菜もよく洗う
- 包丁などの器具、ふきんは洗って消毒

point ④ 調理
- 加熱は十分に（めやすは中心部分の温度が75℃で1分間以上）
- 台所は清潔に
- 作業前に手を洗う
- 電子レンジを使うときは均一に加熱されるようにする
- 調理を途中で止めたら食品は冷蔵庫へ

point ⑤ 食事
- 食事の前に手を洗う
- 盛り付けは清潔な器具、食器を使う
- 長時間室温に放置しない

point ⑥ 残った食品
- 時間が経ち過ぎたりちょっとでも怪しいと思ったら、思い切って捨てる
- 作業前に手を洗う
- 手洗い後、清潔な器具、容器で保存
- 早く冷えるように小分けする
- 温めなおすときは十分に加熱する（めやすは75℃以上）

食中毒の3原則　食中毒菌を「付けない、増やさない、やっつける」

厚生労働省

出典：厚生労働省、1997年

細菌性食中毒を予防する三大原則は、①清潔（付けない）、②迅速（増やさない）、③加熱（殺す）と言われる。また、厚生労働省は「家庭でできる食中毒予防の６つのポイント」を示している（**図表３**）。これらのポイントを忠実に守ることが大切である。

（3）ウィルス性食中毒の予防

　ノロウィルスは、11月頃から翌年の４月にかけて流行する。潜伏期間（感染してから発症するまでの時間）は約12～48時間で、主な症状は嘔吐・下痢である。ノロウィルスはヒトからヒトへの感染力が極めて強力で、特に抵抗力の弱い子どもや高齢者は簡単に感染して発病する。ノロウィルス感染の予防としては、次のようなことが挙げられる。

①食事前やトイレの後はせっけんで手を洗う。
②手洗いの後は、清潔な自分専用タオルを使用する。
③患者のふん便・嘔吐物には大量のウィルスが含まれているので、使い捨て手袋やマスクをつけて処理する。症状が消えてからもウィルスはふん便と共に数日から長い人で１か月近く排出されるため、注意が必要である。
④汚染された場所や衣類などを消毒する。ノロウィルスにはアルコールでは消毒効果がないため、次亜塩素酸ナトリウム（塩素系漂白剤）で消毒する。
⑤カキやアサリなど貝類は加熱処理（中心部で85℃以上で１分間以上）を徹底する。

（4）子どもの食中毒の特徴

　子どもの食中毒は、①少量の菌でも発症する、②重症になりやすい、③食べ物だけでなく、おもちゃ、タオル、よだれかけなどを介して他の子に移ることがある、などの特徴がある。
　また、消化吸収機能の未発達な乳児に特徴的な食中毒として、乳児ボ

ツリヌス菌感染症（ボツリヌス菌が腸内で発芽・増殖して産生した毒素により発症する。便秘、哺乳力の低下、泣き声が弱くなるなどの初発症状に続き、筋力低下、筋肉の麻酔による呼吸困難の症状が現れる。致死率3％以下）がある。乳児ボツリヌス菌予防のため、1歳になるまでは蜂蜜を与えないようにする。

(5) 妊産婦の食中毒の特徴

妊娠中は、一般の人よりもリステリア菌に感染しやすくなり、生まれてくる子どもに影響が出ることがある。リステリア菌は、食品を介して感染する食中毒菌で、塩分にも強く、冷蔵庫でも増殖するため、主な原因食品をなるべく避け、冷蔵庫を過信せずに、十分加熱して食べることが大切である。

3．食品添加物

食品添加物とは、「食品の製造の過程において又は食品の加工若しくは保存の目的で、食品に添加、混和、浸潤その他の方法によって使用するものをいう」と食品衛生法（第4条第2項）に定義されている。食品添加物は、①有効性と安全性が確認され、厚生労働大臣の指定を受けた指定添加物、②長年の実績から使用を認められた天然添加物である既存添加物、③天然香料、④一般飲食物添加物、に分類できる。豆腐を作る際に入れる凝固剤など、食品の加工上どうしても必要なものもあるが、着色料や発色剤、防かび剤など、入れなくてもよいものもある。

加工食品が多く摂取されるようになった今日、一部の食品に食品添加物が過度に用いられ、その安全性が問題視されるようになってきた。天然添加物については、栗きんとんの黄色の色付けに使われるクチナシ、清涼飲料水などの着色に使われるコチニールなど、安全性が確認されていないものもあり、天然由来であるから安全とは言い切れない。また、単独では安全性が確認されているが、他の複数の添加物と累積して摂取

し続けた場合の影響なども懸念される。安全な食品を選ぶためにも、食品添加物に関する正しい知識を身につけ、必要以上に食品添加物を摂取しないよう、食品の選択の際に気をつけたい。

4．化学汚染物質

　科学技術の発展に伴い、ダイオキシン、アクリルアミド、水銀、カドミウムなどの化学物質による食品の汚染の危険性もある。「環境ホルモン（内分泌かく乱物質）」とは、「動物の生体内に取り込まれた場合に、本来、その生体内で営まれている正常なホルモン作用に影響を与える外因性の物質」のことであり、ダイオキシンやPCB（ポリ塩化ビフェニル）、ビスフェノールA、フタル酸エステルなどがある。

　また、魚介類は健やかな妊娠と出産に重要な食物であり、栄養等のバランスの良い食事に欠かせないものであるが、一部の魚介類については食物連鎖を通じて、他の魚介類と比較して水銀濃度が高いものも見受けられるため、妊娠中は、水銀濃度が高い魚介類を偏って多量に食べることは避けたほうがよいとされている（図表4）。

図表4　妊娠中に注意が必要な魚について

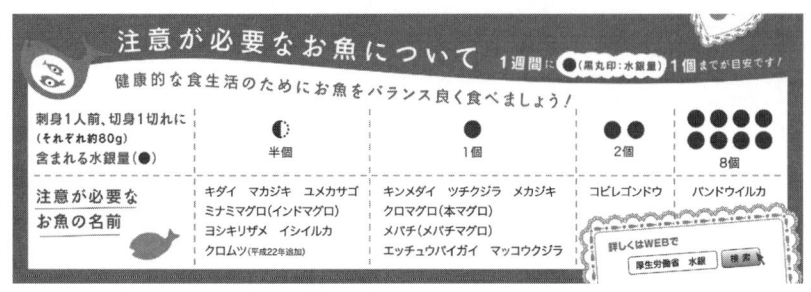

出典：厚生労働省、2010年（部分）
http://www.mhlw.go.jp/topics/bukyoku/iyaku/syoku-anzen/suigin/dl/100601-2.pdf

第2節 食物アレルギーがある子どもへの対応

1．食物アレルギーとは

　食物アレルギーとは、特定の食品を飲食することで体内に取り込まれ、アレルギー状態が発生する免疫反応をいう。食物アレルギーの症状としては、図表5のようなものが挙げられる。

　わが国における食物アレルギー有病率は、乳児が約10％、3歳児が約5％、学童以降が1.3～2.6％程度と考えられており、低年齢児に多い。また、乳児から幼児期の主な原因食物は、鶏卵、乳製品、小麦であるが、これらの食品のアレルギーは年齢が上がるにつれて症状が軽減・消滅するケースが多い。学童期以降は甲殻類（えび・かに）、果物（キウイフルーツなど）の割合が高くなり、年齢によりアレルギーを引き起こす食品の傾向にも特徴がある。

図表5　食物アレルギーの症状

区　分	症　状
全身症状	発熱　血圧低下、意識障害、ショック症状（アナフィラキシー）
消化器症状	嘔吐、腹痛、下痢
呼吸器症状	鼻水、くしゃみ、咳、ぜんそく、呼吸困難
皮膚症状	発疹、かゆみ
その他	タンパク尿、血尿、頭痛、めまい

（筆者作成）

図表6　食品のアレルギー表示

区　分	食　品	
表示を義務づけ	特定原材料7品目	えび、かに、小麦、そば、卵、乳、落花生
表示を奨励	特定原材料に準じる18品目	あわび、いか、いくら、オレンジ、キウイフルーツ、牛肉、くるみ、さけ、さば、大豆、鶏肉、豚肉、まつたけ、もも、やまいも、りんご、ゼラチン、バナナ

（筆者作成）

食物アレルギーの発症を予防するため、アレルギーを引き起こす原因として多い食物については、食品衛生法により、**図表6**のように表示が義務づけ、あるいは奨励されている。

2．食物アレルギーの診断と受け入れ

(1) 食物アレルギーの診断
　不確かな情報や自己判断で食物アレルギーと決めつけ、特定の食べ物を食べさせないことは、発育期の子どもにとって大切な栄養素を摂取する機会を奪うことになるため、たいへん危険である。食物アレルギーが疑われる場合は、医師の正しい診断に基づく対応が必要となる。その際、毎日、何を食べ、どのような症状が何時間後に出たかを食物日誌に記録することが原因解明に役立つ。血液検査、皮膚テスト、食物除去試験・食物負荷試験などの結果から、医師が判定を行う。

(2) 食物アレルギーのある子どもの受け入れ
　保育所などの施設で、食物アレルギーのある子どもを受け入れる場合は、主治医による「アレルギー除去食に関する連絡書」の提出を求めるなど、医師の指導に従って、保護者と担任・調理員とで十分情報を交換し、給食などに適切に対応をしていくようにする。「学校のアレルギー疾患に対する取り組みガイドライン」（監修：文科省、作成：財団法人・日本学校保健会）なども参考にできる。

　乳アレルギーの女児が、給食を食べて、複数の臓器に重篤な症状が出る「アナフィラキシーショック」となり、死亡した事件も起こっている。アナフィラキシー症状が出た場合は、すぐに119番通報し、ショック症状を抑える自己注射「エピペン」を打つなど、食物アレルギーの事故を防ぐ対策とともに、事故が起きたときの対応方法についてもしっかり理解し、身につけておくことが大切である。

3．食物アレルギーのある子どもの食事対応

　食事療法としては、正しい診断に基づき、必要最小限の原因食物を除去することが基本となる。しかし、単に食品の除去のみで対応すると、発育期の子どもが必要な栄養を摂取できず、成長が阻害されることがある。低アレルゲン化食品や機能性食品を利用したり、代替食品を取り入れたりして、必要な栄養が不足しないように留意する。また、年齢が上がるに従い、アレルギー反応が見られなくなることも多いので、定期的に医師の診断を受けながら、食べられるようになった食品は制限解除していくようにする。保育所の実際の給食における食材対応の一例を表に示す（図表7）。

　アレルギーの子どもが誤って食材を食べてしまうことのないよう、例えば、①朝礼などで当日のアレルギー除去食を担任だけでなく他の職員にも伝達する、②調理場でのアレルゲンとなる食品の混入を防ぐ、③アレルギー児用のカラープレートや食器を準備する、④複数の調理員・保育者がチェックしてから配膳する、⑤友達と交換などしないように、本人や友達にもアレルギーのことを知らせて注意を促す――など、保育現場ではさまざまな工夫が行われ、細心の注意が払われている。

図表7　保育所給食のアレルギー食材対応例

食品	料理名	対応例
卵	丼物	卵を入れる前に取り分けて提供
	かき玉汁	
	焼き飯	
	揚げ物の衣（フライ、てんぷら）	卵を用いずに調理
	松風焼、ハンバーグ	
牛乳	クリームシチュー、グラタン	アレルギー用ルーを使用
	クッキー、ケーキ	マーガリンの代わりに植物油を使用
	ヨーグルト、飲むヨーグルト	ゼリー、ジュース
小麦	うどん、中華そば、スパゲティ	小麦粉不使用麺を使用

出典：愛媛県保健福祉部生きがい推進局子育て支援課『保育所給食の手引き』2010年

第3節 病気や体調不良の子どもへの対応

　日ごろは元気な子どもでも、ときには体調を崩すこともある。発熱、下痢、嘔吐、腹痛などのほか、顔色が悪い、機嫌が悪い、食欲がない、咳がある、発疹が出るなど、子どもの状態をよく観察し、体調の変化に早めに気づくよう心がける。必要な医師の診察を受け、その指示に基づいて、適切な食事療法を行うことが大切である。子どもの主な病気と食事における留意点をまとめると、**図表8**のようになる。

図表8　子どもの主な病気とその対応

病名	対応・食事における留意点
嘔吐・下痢	・嘔吐が続くとき：安静にして、水分も与えない。 ・嘔吐が治まったら：水分を少しずつ与える。 ・下痢のとき：食事を離乳食事に戻す。冷たいもの、柑橘類は与えない。硬いもの、脂肪や食物繊維の多いものも控える。 ・嘔吐・下痢のときは脱水症状を起こすことがあるので、必ず受診する。
風邪	・安静にして体を休め、水分を十分に補給する。 ・温かいものを与える。 ・消化が良く、少量でも栄養の取れるものを与える。
口内炎 扁桃炎	・軟らかく調理したもの、舌触りの良い飲み込みやすいものを与える。 ・味の濃いもの、刺激のあるものは避ける。 ・ビタミンB_2、Cを十分補給する。
便秘	・生活のリズムを整え、3食しっかり取り、水分をよく取って、運動をする。排便を習慣づけ、便意を我慢しない。 ・少食や偏食は直す。食物繊維を多く含む食品を摂取する。

（筆者作成）

図表9　水分補給に用いられるもの

白湯（さゆ）	水を沸騰させ、体温程度に冷ましたもの。
お茶類	カフェインの含まれない、ほうじ茶や番茶が適する。
砂糖水	5％程度の濃度のもの。
リンゴジュース	そのまま、または薄めて用いる。
スープ	にんじんなどの野菜スープを薄い塩味にして用いる。
小児用電解質液	大人用のものは糖分が多いため、大量摂取しすぎないように注意する。子ども用は糖分が控えめに作られている。

（筆者作成）

病気のときには、発熱などのために、水分不足になったり、食欲がなくなったりすることも多い。子どもの状態をよく見極めながら水分補給に努め、子どもの胃腸に負担がかからないよう消化の良い食べ物を無理なく与えるようにするとよい（図表9）。嘔吐・下痢の場合は、腸の機能が完全に戻るまで5～10日くらいかかるため、1週間くらいは食事の内容に気を配る必要がある。

第4節 障害のある子どもへの対応

　今日では集団保育の場において、さまざまな障害を持つ子どもたちを受け入れているため、集団保育を担当する保育者にも障害児保育に関わる知識が求められている。子どもたちの障害は一人ひとり異なり、さま

図表10　障害のある子どもの「食」における問題と対応

	主な原因	食における問題点	食事における対応
運動機能障害	●脳性麻痺 ●筋ジストロフィー	・口への取り込み、咀嚼、嚥下障害 ・上肢の運動障害 ・姿勢の異常	①適切な栄養摂取量の決定 　（低栄養、栄養過剰に注意） ②適切な調理形態の選択 ③食器の工夫
知的障害	●染色体異常 　（ダウン症が多い） ●先天性代謝異常症	・咀嚼・嚥下力が弱く、丸呑みする、舌が出やすい ・好きな食べものに執着し、食べ過ぎ傾向	①適切な栄養摂取量の選択と教育（肥満予防が重要） ②摂取制限を要する食事の理解
視覚障害	●約7割が先天素因に起因する	・食事形態の把握困難に起因する"食感"の制限、料理を見る楽しみの欠如 ・視覚障害による運動量の低下	①触覚による食材、食品の理解 ②言葉による料理の味わいの説明 ③運動量に見合う量の食事摂取（肥満に注意）
聴覚障害	●遺伝性、胎生期障害、後天性など種々の原因	・咀嚼時の音が聴取できないための"食感"の制約 ・調理時の音が聴取不能なための楽しさの制限	①調理方法、調理の温度などの説明（安全のために食事の前に理解させる） ②調理の手伝いをさせる（年長児）

出典：[岡崎、2008] pp.140-141を基に作成

ざまである。実際の食事には、個々の子どもの状態を詳しく分析し、医療従事者と連携し、医学的・栄養的な専門書を参考に、適切な食生活を設定する必要がある。障害のある子どもの食における問題と対応をまとめると**図表10**のようになる。

　脳性麻痺などの運動機能障害、精神発達遅滞を伴う各種症候群などの心身障害児では、その多くに摂食・嚥下機能（食べて飲み込む機能）の障害が認められる。障害児の摂食・嚥下障害は、食べることができないという問題にとどまらず、誤嚥性肺炎の原因となるほか、窒息の危険性など、生命維持にも関わっている。

　障害のある子どもの食事における問題は、個々によってさまざまである。一人ひとりの障害の程度や発育状態などを正確に把握し、食における問題点をよく見極めたうえで、必要な援助を行うことが大切である。

【演習課題】
1．食の安全に関わる問題の中から1つテーマを取り上げ、詳しく調べてみよう。
2．食物アレルギーの子どものための代替食について、詳しく調べてみよう。調べた献立を基に、実際に食物アレルギー対応食を調理して、普通食と比べて、見た目や味、材料費、栄養などを比較してみよう。

【参考文献】
医科歯科病診連携検討委員会北海道保健福祉部保健医療局健康推進課「障害のある子どもたちのための摂食・嚥下障害対応ガイドブック」2008年

宇理須厚雄「ぜん息発症予防のための知っておきたい食物アレルギー基礎知識」独立行政法人環境再生保全機構、2009年

岡崎光子編著『新版小児栄養』光生館、2008年

【監修者紹介】

林 邦雄（はやし・くにお）
　　元静岡大学教育学部教授、元目白大学人文学部教授
　　［**主な著書**］『図解子ども事典』（監修、一藝社、2004年）、『障がい児の育つこころ・育てるこころ』（一藝社、2006年）ほか多数

谷田貝 公昭（やたがい・まさあき）
　　目白大学名誉教授
　　［**主な著書**］『新・保育内容シリーズ［全6巻］』（監修、一藝社、2010年）、『子ども学講座［全5巻］』（監修、一藝社、2010年）ほか多数

【編著者紹介】

林 俊郎（はやし・としろう）［第1章］
　　目白大学社会学部教授
　　［**主な著書**］『水と健康——狼少年にご用心』〈シリーズ・地球と人間の環境を考える〉（日本評論社、2004年）、『火の人類進化論』〈ソシオ情報シリーズ〉（編著、一藝社、2007年）ほか多数

【執筆者紹介】

(五十音順、[ ]内は担当章)

緒方 智宏(おがた・ともひろ)[第2章]
西九州大学健康栄養学部専任講師

沖嶋 直子(おきしま・なおこ)[第3章]
松本大学人間健康学部専任講師

香川 実恵子(かがわ・みえこ)[第15章]
松山東雲女子大学人文科学部講師

喜多野 宣子(きたの・のぶこ)[第12章]
大阪国際大学人間科学部准教授

濟渡 久美(さいと・くみ)[第5章]
東北生活文化大学短期大学部講師

佐藤 典子(さとう・のりこ)[第4章]
奈良教育大学教育学部特任准教授

宅間 真佐代(たくま・まさよ)[第8章]
純真短期大学教授

田中 卓也(たなか・たくや)[第10章・第13章]
共栄大学教育学部准教授

築山 依果(つきやま・よりか)[第11章]
環太平洋大学次世代教育学部講師

直井 美津子(なおい・みつこ)[第2章]
別府溝部学園短期大学講師

藤原 智子(ふじわら・ともこ)[第7章]
芦屋学園短期大学教授

細川 裕子(ほそかわ・ゆうこ)[第14章]
目白大学短期大学部教授

矢野 正(やの・ただし)[第6章・第9章]
神戸松蔭女子学院大学人間科学部講師

保育者養成シリーズ
子どもの食と栄養

2013年4月1日　初版第1刷発行
2014年9月20日　初版第2刷発行

監修者　　林 邦雄・谷田貝 公昭
編著者　　林 俊郎
発行者　　菊池 公男

発行所　　株式会社 一藝社
〒160-0022　東京都新宿区新宿1-6-11
Tel. 03-5312-8890　Fax. 03-5312-8895
E-mail : info@ichigeisha.co.jp
HP : http://www.ichigeisha.co.jp
振替　　東京 00180-5-350802
印刷・製本　シナノ書籍印刷株式会社

©Kunio Hayashi, Masaaki Yatagai 2013 Printed in Japan
ISBN 978-4-86359-052-6 C3037
乱丁・落丁本はお取り替えいたします

一藝社の本

保育者養成シリーズ
林 邦雄・谷田貝公昭◆監修

《"幼児の心のわかる保育者を養成する"この課題に応える新シリーズ》

児童家庭福祉論　　髙玉和子◆編著
A5判　並製　224頁　定価（本体1,800円＋税）　ISBN 978-4-86359-020-5

教育原理　　大沢 裕◆編著
A5判　並製　208頁　定価（本体2,200円＋税）　ISBN 978-4-86359-034-2

保育内容総論　　大沢 裕・髙橋弥生◆編著
A5判　並製　200頁　定価（本体2,200円＋税）　ISBN 978-4-86359-037-3

保育の心理学Ⅰ　　谷口明子・西方 毅◆編著
A5判　並製　216頁　定価（本体2,200円＋税）　ISBN 978-4-86359-038-0

保育の心理学Ⅱ　　西方 毅・谷口明子◆編著
A5判　並製　208頁　定価（本体2,200円＋税）　ISBN 978-4-86359-039-7

相談援助　　髙玉和子・和田上貴昭◆編著
A5判　並製　208頁　定価（本体2,200円＋税）　ISBN 978-4-86359-035-9

保育相談支援　　髙玉和子・和田上貴昭◆編著
A5判　並製　200頁　定価（本体2,200円＋税）　ISBN 978-4-86359-036-6

保育・教育課程論　　高橋弥生◆編著
A5判　並製　216頁　定価（本体2,200円＋税）　ISBN 978-4-86359-044-1

障害児保育　　青木 豊◆編著
A5判　並製　208頁　定価（本体2,200円＋税）　ISBN 978-4-86359-045-8

保育実習　　髙橋弥生・小野友紀◆編著
A5判　並製　208頁　定価（本体2,200円＋税）　ISBN 978-4-86359-046-5

幼稚園教育実習　　大沢 裕・髙橋弥生◆編著
A5判　並製　208頁　定価（本体2,200円＋税）　ISBN 978-4-86359-047-2

新版 保育者論　　谷田貝公昭・髙橋弥生◆編著
A5判　並製　208頁　定価（本体2,200円＋税）　ISBN 978-4-86359-051-9

子どもの食と栄養　　林 俊郎◆編著
A5判　並製　216頁　定価（本体2,200円＋税）　ISBN 978-4-86359-052 6

社会福祉　　山﨑順子・和田上貴昭◆編著
A5判　並製　224頁　定価（本体2,200円＋税）　ISBN 978-4-86359-053-3

ご注文は最寄りの書店または小社営業部まで。小社ホームページからもご注文いただけます。